细说
慢性胰腺炎

主编·廖专 李兆申

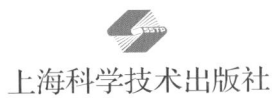

上海科学技术出版社

图书在版编目（CIP）数据

细说慢性胰腺炎 / 廖专，李兆申主编. -- 上海：上海科学技术出版社，2025.1. -- ISBN 978-7-5478-6902-4

Ⅰ.R576

中国国家版本馆CIP数据核字第2024V1P805号

细说慢性胰腺炎

主编 廖 专 李兆申

上海世纪出版（集团）有限公司
上 海 科 学 技 术 出 版 社 出版、发行
（上海市闵行区号景路159弄A座9F-10F）
邮政编码201101 www.sstp.cn
上海雅昌艺术印刷有限公司印刷
开本 720×1000 1/16 印张 12.5
字数 180千字
2025年1月第1版 2025年1月第1次印刷
ISBN 978-7-5478-6902-4/R·3146
定价：58.00元

本书如有缺页、错装或坏损等严重质量问题，请向印刷厂联系调换

内容提要

本书由海军军医大学第一附属医院（上海长海医院）消化内科李兆申院士和廖专教授率胰腺领域多学科专家编写，主要介绍慢性胰腺炎防治知识。

本书采用问答的形式，选取了慢性胰腺炎患者及其家属最关注、最想知道的118个问题，用通俗易懂的语言和简洁明了的插画，全方位地介绍了慢性胰腺炎的相关知识，包括慢性胰腺炎的病因机制、危险因素，如何诊断、治疗，日常护理和随访，以及预防的关键措施。旨在帮助患者及其家属全面了解慢性胰腺炎，以乐观的心态面对疾病，配合医生诊疗工作，共同战胜顽疾。

本书内容科学，图文并茂，除了能为患者及其家属答疑解惑外，对基层卫生与社区医疗服务人员也有一定的指导作用。

编委会

主　编

廖　专　李兆申

副主编

邹文斌　胡良皞

编写秘书

王元辰　马国秀

编　委

（以姓氏拼音为序）

白辰光	边　云	曹　裕	陈佳云	郭世伟	韩沛东
黄　念	黄邦伟	蒋　慧	金　钢	李　刚	李满平
刘　雨	刘艳芳	吕彦玮	毛圣涵	毛霄彤	钱阳阳
邵成伟	生文达	施天宇	王　丹	王　帆	王　雷
王丽娜	王奇雯	吴　笛	夏景松	谢金金	熊思淮
徐金杰	徐晓楠	许诗涵	杨叶琳	叶　鋆	衣津慧
余嘉惠	张　旭	张嵩林	张一丹	张允硕	郑奕洲
周筱雨	朱凌宇	庄　颖			

主编简介

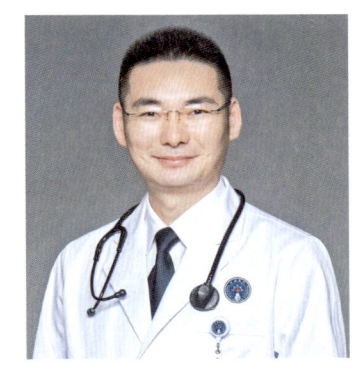

廖专 医学博士、教授、主任医师、博士生导师，消化内镜学和胰腺病学专家。现任海军军医大学第一附属医院（上海长海医院）院长、国家消化系疾病临床医学研究中心副主任、免疫与炎症全国重点实验室副主任、上海市航海医学与药械转化重点实验室主任、上海市胰腺疾病研究所副所长。先后入选国家优青、青年长江学者、国家"万人计划"、长江学者特聘教授等国家级人才计划。围绕慢性胰腺炎的致病机制和微创治疗，开展了一系列创新研究，是国内该领域的领军人物，牵头成立了我国第一个慢性胰腺炎专业委员会（隶属中国医师协会），并担任主任委员。

在 *BMJ*、*JAMA*、*Lancet GH*、*JACC*、*GUT*、*Gastroenterology* 等发表论文300余篇，研究结果被写入46部国际指南；主持基金项目30余项，获批发明专利15项，主编中英文专著5部，参与制订全国指南和共识16部。获国家科学技术进步奖二等奖（2项）、上海市科技进步奖一等奖（2项）、上海市青年科技杰出贡献奖、上海市银蛇奖一等奖、树兰医学青年奖、转化医学创新奖、全国首届卓越青年研究生导师奖等。

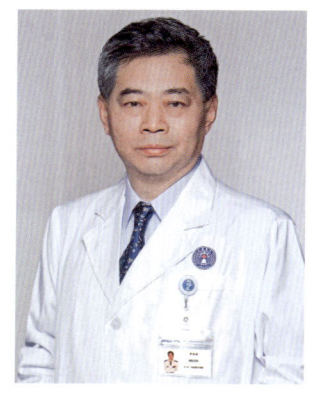

李兆申 中国工程院院士,主任医师,教授,中国医学科学院学部委员,现任海军军医大学第一附属医院临床研究中心主任、国家消化系疾病临床医学研究中心主任、国家消化内科专业医疗质量控制中心主任、免疫与炎症全国重点实验室主任、上海市胰腺疾病研究所所长,兼任中国医师协会常务理事、中国医师协会内镜医师分会会长、《中华胰腺病杂志》总编辑,曾任国务院学位委员会学科评议组成员、中华医学会常务理事、中华医学会消化内镜学分会主任委员和中国人民政治协商会议第十三届全国委员会委员。

从事医教研一线工作40年,在消化内镜和胰腺病诊治领域做了系统性创新工作;提出了消化道肿瘤筛查新理念,通过医工合作研发两代胶囊内镜,建立了相关质控标准和培训体系,显著提升了我国消化内镜原始创新和规范诊疗水平;建立慢性胰腺炎"药物-碎石-介入-手术"微创治疗新模式,创建多项胰腺疾病诊疗新技术,显著提高了我国胰腺病研究和临床诊治水平。

作为第一完成人获国家科学技术进步奖二等奖(4项)及何梁何利基金科学与技术进步奖,荣获军队个人一等功1次、二等功3次、三等功2次。作为第一作者或通讯作者在顶级期刊 *BMJ*、*Lancet GH*、*Gastroenterology* 等发表SCI论文400余篇,被 *NEJM*、*Lancet* 等引用5 000余次,研究内容被写入55部国际指南和33部英文专著。牵头制订我国消化内镜和胰腺病领域指南或共识40余部。主持国家科技支撑计划、国家科技重大专项、国家自然科学基金重点项目和国际合作项目等课题50余项,获批国家发明专利25项,主编专著50余部。

主编团队简介

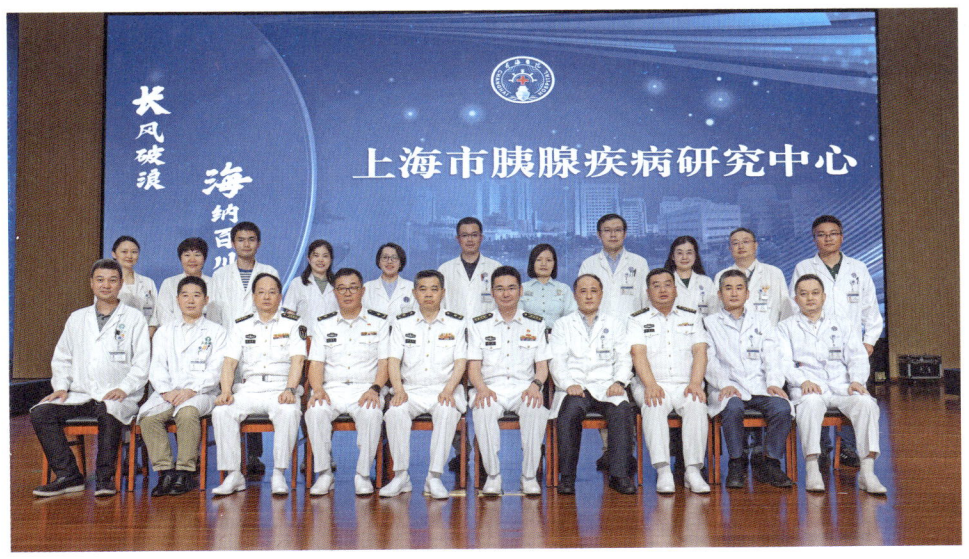

▲ 海军军医大学第一附属医院（上海长海医院）消化内科是国家消化系疾病临床医学研究中心、国家重点学科、国家临床重点专科、国家消化内科专业质控中心、全国重点实验室、军队临床重点专科、全军消化内科研究所及教育部重点实验室。自2001年起，在李兆申院士的带领下，科室聚焦重大胰腺疾病诊治难题，组建多学科救治团队。团队率先创建了重症急性胰腺炎内科救治多项关键技术，显著提高了救治成功率，节约了医疗资源；率先创建了多项慢性胰腺炎微创治疗关键新技术，显著提高了患者生活质量；建立了胰腺癌多种早期诊断新方法、外科新术式和中晚微创治疗新技术，显著提高了胰腺癌早期诊断水平和综合治疗效果。

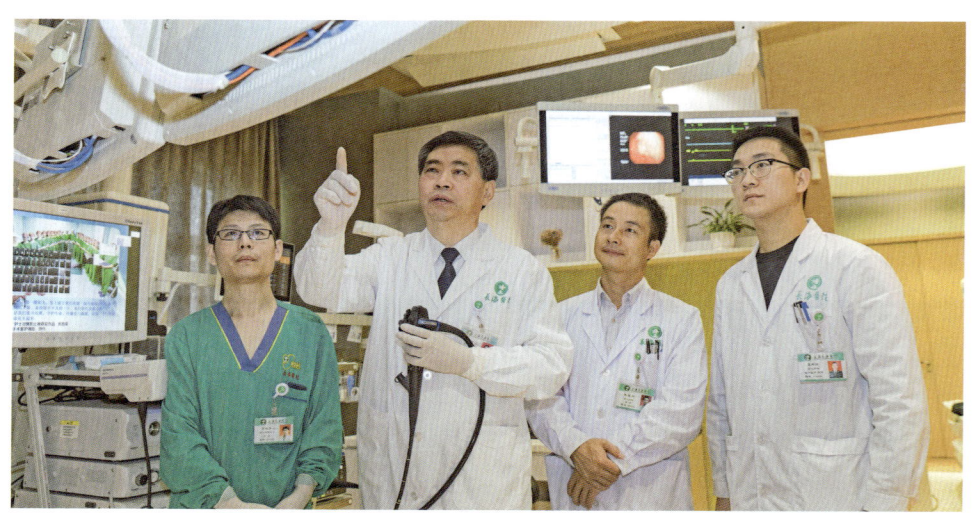

▲ 中心设立多个胰腺专病诊疗病房，先后成立胰腺重症监护治疗病房、消化内镜诊疗中心、上海市胰腺疾病研究所。年门诊量30余万例次，年收治住院患者近万例，年内镜诊疗超10万例次。复杂治疗性内镜逆行胰胆管造影术（ERCP）例数居上海市首位，慢性胰腺炎收治例数居全国首位，是全球最大的慢性胰腺炎诊疗中心，是国内最具影响力的胰腺疾病综合诊治中心。

中心经过十余年科技攻关，建立了国际最大慢性胰腺炎队列，阐明遗传和环境因素对病程的影响，创建并发症风险预测模型并推广应用，指导全病程精准管理与干预。建立多项慢性胰腺炎诊治关键技术，显著提升了全病程管理水平，推动微创治疗成为全球公认的一线方法，累计服务全国33个省市和地区（含香港、台湾）及海外（澳大利亚、挪威等5国）逾万名患者。

主编团队简介

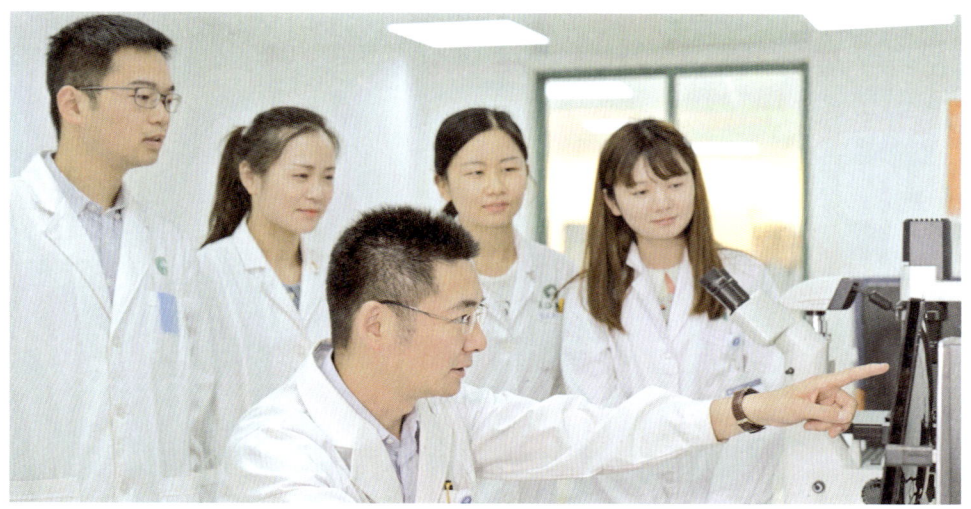

▲ 团队相继承担胰腺疾病国家重点研发计划、国家自然科学基金重点项目和重点国际合作项目等一系列国家重大课题，以及上海市、军队重点和面上课题，共 100 余项。近年来，在 *JAMA*、*Lancet GH*、*Nature Medicine Lancet Oncology*、*Gastroenterology*、*Radiology* 等知名期刊发表 SCI 论文 200 余篇，其中影响因子 10 分以上的论文 68 篇，牵头制订全国指南 4 部，研究内容被写入 12 部国际指南。先后获国家科学技术进步奖二等奖 3 项，上海市科技进步奖一等奖 3 项。2019 年获上海市卫生系统"创新医疗服务品牌"，2020 年获评世界最佳内镜中心，2023 年中心荣立军队集体二等功。

中心持续聚焦三大胰腺疾病，以上海为中心，完善构建基础、转化和临床开放共享平台，优化慢性胰腺炎精准医学及微创诊疗模式，提高我国胰腺疾病整体诊疗水平，建成对标国际一流、引领学科前沿、服务健康中国战略的胰腺病医学中心。

前 言

胰腺是人体非常重要的消化腺，具有内、外分泌功能，其内分泌胰岛素等调节血糖，外分泌胰酶等消化食物。胰酶的分泌是一个非常精细的过程，它由腺泡细胞合成并分泌，经导管转运至小肠，被激活后发挥消化食物的功能。一旦胰酶分泌或转运过程中出现异常，就有可能发生胰酶过早激活，引发胰腺的实质损伤，即发生"自身消化"，导致灾难性的后果，即胰腺炎。

慢性胰腺炎（chronic pancreatitis, CP）是一种世界性疑难疾病，以胰管不规则扩张和胰管结石为特征性病理表现，常伴顽固性腹痛，进展期多伴有糖尿病、营养吸收不良、骨质疏松等，甚至会诱发癌变，严重影响患者的生活质量，危害生命健康。近年来，慢性胰腺炎发病逐年增多，估计我国现有患者逾100万例。慢性胰腺炎诊治有两大关键问题：一是病程复杂，并发症多，管理难；二是胰管结石治疗难，传统外科手术创伤大，单纯内镜治疗成功率低。

在临床工作中，常有患者来门诊咨询慢性胰腺炎的相关事项，且大多数患者对该病存在认识上的不足和误区。为了普及慢性胰腺炎相关知识，解决患者的共有疑问，海军军医大学第一附属医院（上海长海医院）消化内科组织胰腺方面临床经验丰富的专家，包括消化内科、胰腺外科、影像科、病理科、中医科、护理科及基础医学等多学科胰腺病专家，广泛收集慢性胰腺炎患者的问题，精心编写了《细说慢性胰腺炎》一书。本书主要围绕慢性胰腺炎患者最关注的118个问题，用通俗易懂的语言和简洁直观的插画，全面系统剖析了慢性胰腺炎的病因、诊断、治疗、护理和预防，期望能帮助患者全面了解慢性胰腺炎，以科学的心态面对疾病，配合医生诊治，共同战胜该顽疾。

本书通俗易懂、图文并茂，采用问答的形式，对慢性胰腺炎进行全方位剖析，对患者关心的慢性胰腺炎相关问题进行全面、科学的解答，使读者能够对该疾病有比较清晰和充分的了解。本书对基层卫生与社区医疗服务人员及体检中心的工作人员也具有一定的参考价值，可为广大基层医务人员了解和掌握慢性胰腺炎的诊治、护理提供一定的指导作用。

编者

2024 年 10 月

目 录

一 消化系统的隐匿器官：胰腺

1. 胰腺的位置和大小 ……002
2. 胰腺的形状和分部 ……003
3. 胰腺周围有什么 ……004
4. 胰腺在人体中发挥什么作用 ……006
5. 胰腺是怎么调节血糖的 ……007
6. 胰腺如何帮助食物消化 ……008
7. 胰腺和胰岛是什么关系 ……010

二 消化系统疑难疾病：慢性胰腺炎

8. 什么是慢性胰腺炎 ……014
9. 慢性胰腺炎的病因 ……015
10. 国内外慢性胰腺炎的病因区别 ……016
11. 饮酒与慢性胰腺炎相关吗 ……017
12. 吸烟对慢性胰腺炎的影响是持续的 ……018
13. 幽门螺杆菌和慢性胰腺炎有关系吗 ……020
14. 慢性胰腺炎发生和发展过程 ……021
15. 我国慢性胰腺炎的发病情况 ……023

16. 慢性胰腺炎会"重男轻女"吗 ……024

17. 遗传因素如何导致慢性胰腺炎发生 ……025

18. 慢性胰腺炎会遗传吗 ……027

19. 慢性胰腺炎会传染吗 ……029

20. 慢性胰腺炎的高发人群和患病年龄 ……030

21. 急性胰腺炎和慢性胰腺炎的关系 ……031

22. 急性胰腺炎反复发作会演变为慢性胰腺炎吗 ……032

23. 慢性胰腺炎会影响其他器官和系统吗 ……033

24. 慢性胰腺炎常合并哪些疾病 ……034

25. 慢性胰腺炎会癌变吗 ……036

26. 胰腺癌会反过来引起慢性胰腺炎吗 ……037

三 慢性胰腺炎如何诊断

27. 慢性胰腺炎的主要症状有哪些 ……040

28. 慢性胰腺炎有哪些躯体表现 ……042

29. 慢性胰腺炎患者会出现黄疸吗 ……043

30. 慢性胰腺炎的疼痛有哪些类型 ……044

31. 为什么没有腹痛,医生却说是慢性胰腺炎 ……046

32. 腹痛一定是慢性胰腺炎急性发作了吗 ……047

33. 慢性胰腺炎一定会有胰腺钙化和胰管结石吗 ……048

34. 为什么会有胰管结石形成 ……050

35. 胰管结石的成分通常是什么? 何为阳性结石和阴性结石 ……051

36. 什么是胰腺外分泌功能不全 ……053

37. 什么是脂肪泻? 慢性胰腺炎患者为什么会出现脂肪泻 ……054

38. 什么是胰腺内分泌功能不全 ……055

39. 慢性胰腺炎一定会引起糖尿病吗 ……056

40. 什么是 3c 型糖尿病 ……057

41. 糖尿病患者容易患慢性胰腺炎吗 ……059

42. 慢性胰腺炎并发症有哪些 ……060

43. 什么是胰腺假性囊肿 ……062

44. 什么是胆总管狭窄 ……063

45. 什么是主胰管狭窄 ……064

46. 慢性胰腺炎通常需要做哪些影像学检查 ……065

47. 多层螺旋 CT 和 MRI 增强检查如何选择 ……067

48. 对比剂是什么？对人体的危害大吗 ……068

49. CT 和 MRI 在检查前后需要注意什么 ……070

50. 什么是超声内镜检查 ……071

51. 慢性胰腺炎一定要做超声内镜吗 ……072

52. 慢性胰腺炎一定要做病理穿刺活检吗 ……073

53. 慢性胰腺炎罕见类型嗜酸性胰腺炎及滤泡性胰腺炎有哪些特征 ……074

54. 慢性胰腺炎和自身免疫性胰腺炎如何区别 ……076

55. 何为沟槽区胰腺炎 ……077

56. 慢性胰腺炎通常需要做哪些实验室检查 ……079

57. 血淀粉酶对慢性胰腺炎的诊断有什么帮助 ……080

58. 慢性胰腺炎检测粪弹性蛋白酶的意义 ……082

59. 慢性胰腺炎诊断的标准是什么 ……083

四 慢性胰腺炎如何治疗

60. 慢性胰腺炎能根治吗 ……086

61. 慢性胰腺炎患者突发急性胰腺炎时怎么办 ……086

62. 慢性胰腺炎患者出现腹痛时可以自行服用止痛药物吗 ……088

63. 止痛药物的用药原则 ……089

64. 无痛性慢性胰腺炎有必要介入治疗吗 ……090

65. 慢性胰腺炎患者如何控制血糖 ……092

66. 慢性胰腺炎患者需要服用胰酶吗 ……093

67. 常见的胰酶类药物有哪些 ……095

68. 胰酶需终身服用吗 ……096

69. 胰酶有副作用吗？孕妇是否可以服用 ……097

70. 胰管结石需要治疗吗 ……098

71. 什么是胰腺体外震波碎石术（P-ESWL）……100

72. P-ESWL 是怎么操作的 ……101

73. P-ESWL 会有并发症吗 ……103

74. 胰管结石取出后能减轻疼痛、脂肪泻吗 ……105

75. 胰管结石取出后会复发吗 ……106

76. 什么是内镜逆行胰胆管造影术（ERCP）……107

77. ERCP 是如何操作的 ……108

78. ERCP 有并发症吗 ……109

79. 慢性胰腺炎胰管扩张如何处理 ……111

80. 慢性胰腺炎什么情况下需要放置支架 ……112

81. 慢性胰腺炎出现主胰管狭窄是否需要治疗 ……113

82. 胰腺萎缩如何处理 ……115

83. 慢性胰腺炎合并胰腺假性囊肿需要治疗吗 ……116

84. 慢性胰腺炎出现胆总管狭窄应如何治疗 ……117

85. 慢性胰腺炎需要外科手术吗 ……118

86. 内镜治疗较外科手术孰优孰劣 ……120

87. 慢性胰腺炎的治疗流程 ……121

88. 中医如何理解慢性胰腺炎 ……123

89. 中医如何治疗慢性胰腺炎 ……124

90. 慢性胰腺炎的预后怎么样 ……125

五　慢性胰腺炎如何护理

91. 慢性胰腺炎患者该如何注意饮食 ……128

92. 运动方面需要注意什么 ……130

93. 平时应该注意什么以防腹痛复发 ……131

94. 胰管结石患者日常生活应注意些什么 ……134

95. 慢性胰腺炎合并糖尿病如何护理 ……136

96. 慢性胰腺炎患者出现打嗝怎么办 ……137

97. 碎石治疗后如何护理 ……138

98. ERCP 术后如何护理 ……140

99. 外科手术后应如何护理 ……142

100. 对慢性胰腺炎患者如何进行心理干预 ……145

六 慢性胰腺炎如何随访

101. 放置的支架未自动脱落，可以不取出吗 ……148
102. 慢性胰腺炎治疗后多久复查一次 ……148
103. 慢性胰腺炎患者随访需做什么检查 ……150
104. 慢性胰腺炎患者多久做一次 CT ……152
105. 慢性胰腺炎患者为什么要检查 CEA 和 CA19-9 ……153
106. 什么情况下需要检查肝功能 ……155
107. 没有腹痛等症状也需要复查吗 ……156
108. 慢性胰腺炎患者怎么监测血糖 ……157
109. 慢性胰腺炎患者怎么监测体重 ……159

七 慢性胰腺炎如何预防

110. 慢性胰腺炎需要预防吗 ……162
111. 哪些人群需要特别警惕慢性胰腺炎 ……163
112. 慢性胰腺炎患者需严格戒酒 ……165
113. 慢性胰腺炎患者应严格戒烟 ……166
114. 如何预防慢性胰腺炎急性发作 ……167
115. 如何预防慢性胰腺炎相关糖尿病 ……169
116. 慢性胰腺炎患者如何预防脂肪泻 ……171
117. 如何预防慢性胰腺炎癌变 ……172
118. 基因检测可以早期发现慢性胰腺炎吗 ……173

参考文献 ……177

消化系统的隐匿器官：胰腺

一

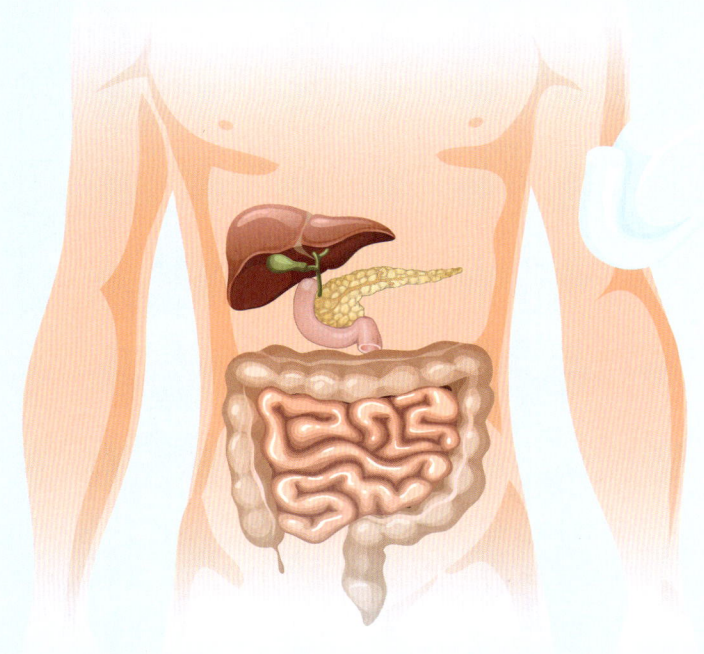

1. 胰腺的位置和大小

早在公元1世纪，古希腊外科医师、解剖学家Rufus就将胰腺命名为"pancreas"，希腊文中的"pan"和"kreas"分别等同于英文中的"all"（全）和"flesh or meat"（肉），还有描述称其为"胃后侧柔软的护垫（sweetbread）"，这些描述都与胰腺中没有骨和软骨成分的特点是一致的。虽然胰腺的命名很早就出现了，但是由于胰腺的位置比较特别，人们难以深入地对它进行研究和了解，而随着医学技术的发展，以及人们对胰腺疾病的关注度越来越高，大家对胰腺这一器官有了更为深入的了解。

胰腺在人体中是非常隐匿的器官，不像肝脏和脾脏在某些生理或病理情况下能够被直接摸到。胰腺位置较深，前面有胃挡着，周围还有肠道包裹，而且不像其他大多数脏器一样有清晰的包膜，在超声检查中容易受到胃肠道气体的干扰，有时胰腺的影像显示会比较困难。胰腺的这种特殊位置也使得许多胰腺疾病难以在早期被及时发现。

具体来说，胰腺的位置在人体上腹部的正中偏左侧，与胃在人体中的大致位置差不多，同时它是一个腹膜后器官，更加靠近背部，所以胰腺发生疼痛的时候可能会出现背部放射的情况。从解剖位来看，最右侧靠近身体中线的是胰头，其被十二指肠环绕，呈"C"形，最左侧是胰尾，顾名思义，也就是胰腺末端比较细的部位，类似于胰腺的"尾巴"，它与脾脏相邻，靠近脾门。提到胰腺的位置毗邻关系，值得一提的是，100多年前德国病理学家Opie首次提出了"共同通道"学说，意思是说胆管和胰管的末端汇合成共同通道，它们共同开口于十二指肠乳头，这也是为什么胆汁在某些情况下可以通过共同通道逆流到胰管里导致急性胰腺炎的发生，也就是我们常说的"胆源性胰腺炎"。此外，胰腺横过第1、2腰椎的前方，隔着网膜囊（位于腹膜腔内的一个不规则的大隐窝）与胃的后方相对应，这也是急性胰腺炎等胰腺疾病造成腹部疼痛偶尔会伴随腰痛及常常会与胃痛相混淆的原因。

胰腺是一个狭长的腺体，呈灰红色，质地柔软，全长为15～20 cm，宽度为3～5 cm，厚度在2 cm左右。虽然胰腺的体积在人体中所占的比重不大，但是它包含有多种分泌细胞，发挥着十分重要的内分泌和外分泌等功能。

一 | 消化系统的隐匿器官：胰腺

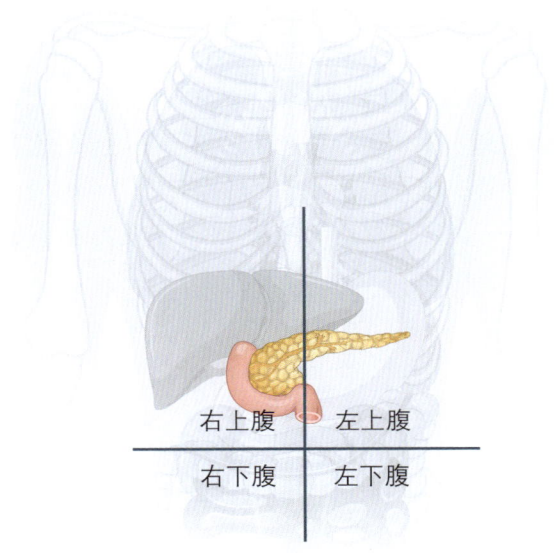

胰腺位置

2. 胰腺的形状和分部

　　在器官形状的描述上，我们经常听到的主要是关于胃的，比如牛角形胃、瀑布形胃、鱼钩形胃等，而关于胰腺形状的描述并不是很多。胰腺的形状是长条形，除头部以外的其余部分横断面大致呈三角形。有的人将胰腺的形状比喻成红薯、胡萝卜，有的人则说胰腺像香蕉，这个比喻不仅体现了形状类似，也在颜色（淡黄色）、柔软的特性上相似。而在某些病理情况下胰腺的形状会有所不同，比如罕见的先天性畸形"环状胰腺"，是指胰腺组织环绕十二指肠降段，形成环状；胰腺分裂时胰腺的一部分发生异常增生和分裂，会形成一个或多个与原胰腺相连的小囊袋，胰腺的形状也会发生相应变化。

　　在形态学上，胰腺被分为胰头、胰颈、胰体和胰尾四部分，胰头被十二指肠环绕，呈"C"形，其下方是钩突，顾名思义，是呈钩形突出的部分；胰体占胰腺的大部分；胰颈是胰头和胰体之间的狭窄部分；胰尾和脾脏相邻。胰腺的实质内还走行着胰管，其走行和胰腺的长轴基本一致，可容纳胰液，在十二指肠处和胆总管汇合，经十二指肠大乳头开口于十二指肠腔内，胆汁和胰液由此可以流入到十二指肠腔内。

在功能学上，胰腺被分为两个部分：一个是外分泌部，另一个是内分泌部。外分泌部包括腺泡和胰腺导管，腺泡细胞和导管管壁细胞可以分泌胰腺的外分泌液——胰液，而胰腺导管是胰液排出的重要通道。内分泌部是指分布于外分泌部间的细胞团——胰岛，其由α细胞、β细胞等细胞组成，主要在调节血糖方面发挥重要效应。

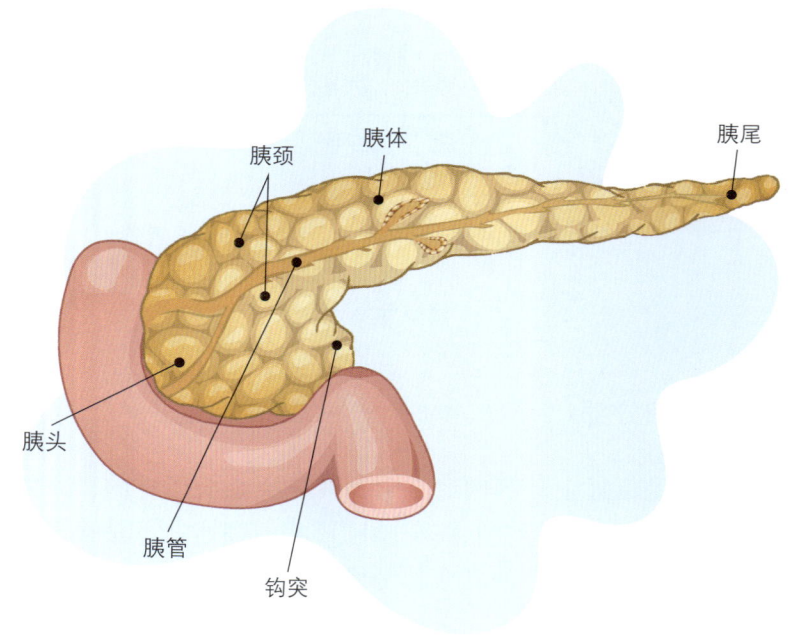

胰腺结构

3. 胰腺周围有什么

大家都知道，人体内有八大系统，许多器官之间都存在着千丝万缕的联系，而在不同器官间起到沟通作用的主要是血管、淋巴和神经等，这些结构就像桥梁一样把不同的器官连接起来。胰腺作为人体的重要器官，它的周围也有

一　消化系统的隐匿器官：胰腺

许多器官毗邻，而它和这些器官之间也是通过动脉、静脉这些结构连接起来。

按照胰腺分部来看，包绕在胰头周围的器官主要是十二指肠，胰头的上方、下方和右侧分别与十二指肠的上部、水平部和降部相邻，由此我们可以很容易想象到胰腺的头部大部分是被

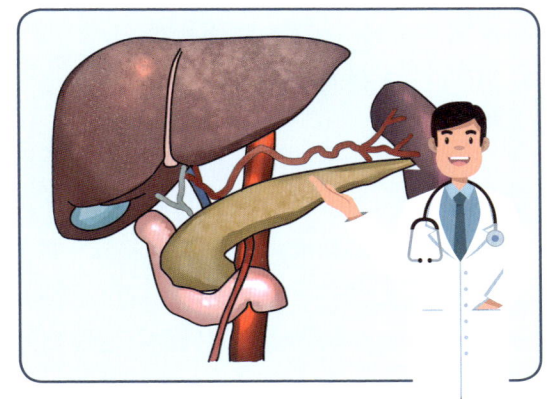

十二指肠所包围起来的。这里举胰腺外伤的例子，有外力作用于胰头所在的右上腹时，胰头就容易受到挤压，这种情况常常会合并十二指肠、胆道、肝脏的损伤，后果也比较严重；而如果有外力直接作用于上腹中部，则主要是胰腺颈部和体部易发生损伤。胰颈的上方是胆总管，后面的沟内走行有肠系膜上静脉，而胰体较长，横跨的范围较大，隔着网膜囊与胃的后壁相邻，后面有下腔静脉、腹主动脉等非常重要的血管。最后一个部分是胰尾，它的尾端和脾门相连，下方与部分结肠相邻，后面有左肾和左肾上腺。这些毗邻关系中最主要的器官是脾脏，所以当外力作用于脊柱的左侧时，胰尾如果发生损伤，大多会伴有脾脏的破裂，情况不容忽视。

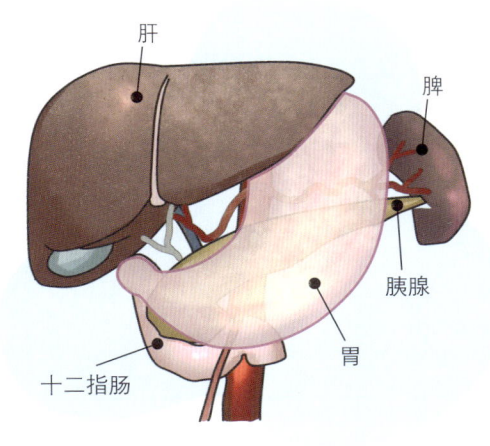

胰腺周围器官

人体内的器官都是需要动脉供血的，从而获得正常生理功能所需要的营养物质。胰腺的动脉血供主要来源于三条动脉——胃十二指肠动脉、肠系膜上动脉和脾动脉，而静脉大多与同名动脉（如胰十二指肠上静脉和胰十二指肠上动脉）伴行，胰头和胰颈部的静脉汇入胰十二指肠上静脉、胰十二指肠下静脉和肠系膜上静脉，胰体和胰尾部的静脉回流至脾静脉，它们最终都汇入门静脉。

4. 胰腺在人体中发挥什么作用

胰腺作为人体的第二大消化腺，发挥着十分重要的作用，其功能主要分为内分泌功能和外分泌功能。

胰腺外分泌功能：主要是指胰腺中的胰液含有很多消化酶，如胰蛋白酶、脂肪酶、淀粉酶、糜蛋白酶等，可以帮助消化所摄取食物中的三大营养物质（蛋白质、脂肪和糖类），如果没有这些酶的作用，我们吃进去的食物就不能很好地被人体消化，就有可能造成脂肪泻（大便内排出过多的脂肪，又称油花样腹泻）等情况的发生。由于营养物质无法被充分吸收，人体营养摄取不足，还可导致营养下降，严重时甚至可以引起营养不良、消瘦。

胰腺内分泌功能：具体是指胰腺中胰岛的功能。我们都知道胰岛中有许多对血糖起调节作用的重要细胞，其中 α 细胞分泌胰高血糖素，发挥升高血糖的作用；β 细胞分泌胰岛素，使得血糖下降；而 δ 细胞分泌生长抑素，这种激素能够以一种特有的方式——旁分泌方式抑制 α、β 细胞的分泌，旁分泌是指 δ 细胞的分泌物不进入血液循环，而是通过扩散作用影响邻近的 α、β 细胞，从而发挥它的作用。例如，在血糖调节方面，我们平时吃完饭后，食物

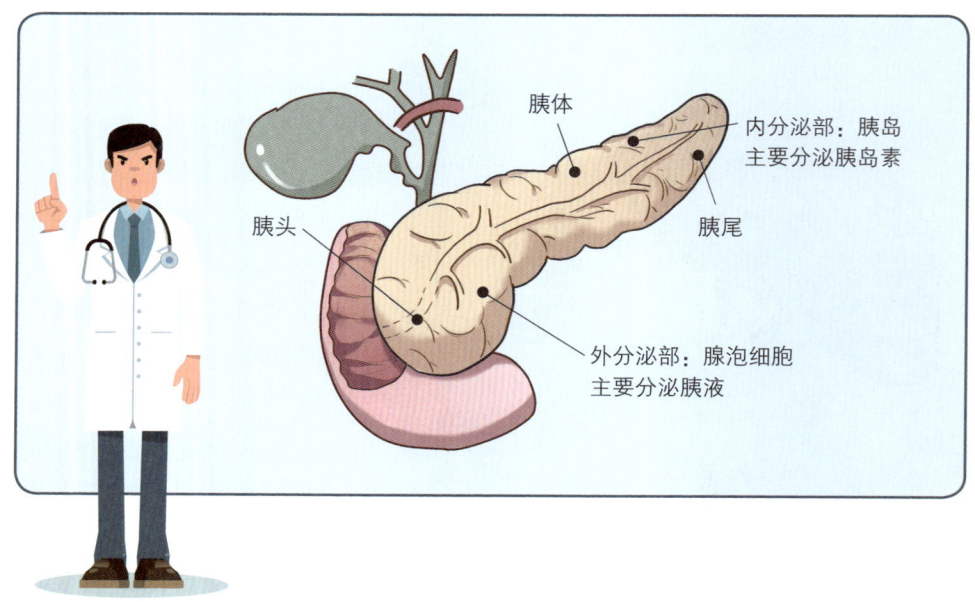

中的碳水化合物会被分解，形成小分子葡萄糖，这个时候胰岛素就会发挥它的功能，来调节由于进食造成的短暂性血糖升高，目的就是把人体的血糖水平控制在一个相对稳定的范围内。类似地，如果在某些情况下血糖太低，也会引起一系列严重的后果，这个时候就需要胰高血糖素来升高血糖，避免严重低血糖反应（比如抽搐、癫痫样发作和昏迷等）的发生。由此可以想到，当胰腺受到损害，机体内的胰岛素分泌不足的时候，就会造成血糖无法控制地升高，引起糖尿病的发生，这种继发于胰腺外分泌疾病的糖尿病又称"胰源性糖尿病"（3c 型糖尿病）。

5. 胰腺是怎么调节血糖的

人体的血糖主要由胰腺的内分泌腺进行调节，其中胰岛 β 细胞释放的胰岛素和胰岛 α 细胞释放的胰高血糖素分别起到降血糖和升血糖的作用。

碳水化合物是血糖的主要来源，进食时，碳水化合物（如米饭、面条、馒头等）会被直接分解成葡萄糖分子吸收入血，导致血糖迅速升高。然而，蛋白质（主要是指鱼、瘦肉、蛋、奶和豆类）和脂肪（如坚果、猪肉等）进入人体后也会有一部分转变成葡萄糖，只不过它们升高血糖的速度不如碳水化合物来得迅速。

正常情况下，人体血液中一直存在着低水平的胰岛素。血糖升高时，胰岛素分泌明显增多，血糖越高，胰岛素分泌越多。一般进食糖类后，从肠道吸收的葡萄糖逐渐升高，胰岛素也随之增多，到饭后 1 小时达到峰值。胰岛素的重要作用之一就是将葡萄糖转运进细胞，为细胞的代谢提供原料，并产生大量能量。还有部分未使用的葡萄糖则以糖原的形式在人体的肝脏和肌肉中储存起来。就这样，血糖逐渐下降，胰岛素分泌也随之减少，在饭后 2 小时血糖及血浆胰岛素都下降到饭前水平。

饥饿时，胰岛 α 细胞接收到血糖降低的信号并释放胰高血糖素，增加血糖的来源。一方面，胰高血糖素刺激储存在肝脏及肌肉中的糖原，使其分解为葡萄糖重新释放入血液中；另一方面，胰高血糖素还可刺激非糖物质如乳酸、甘油、生糖氨基酸等在肝脏或肾脏中转变为葡萄糖而升高血糖。正是因为胰高血糖素的升血糖作用，才使得我们不会发生致命的低血糖。

健康人体内的血糖调节是自动且灵敏的，胰岛素和胰高血糖素的协同作用

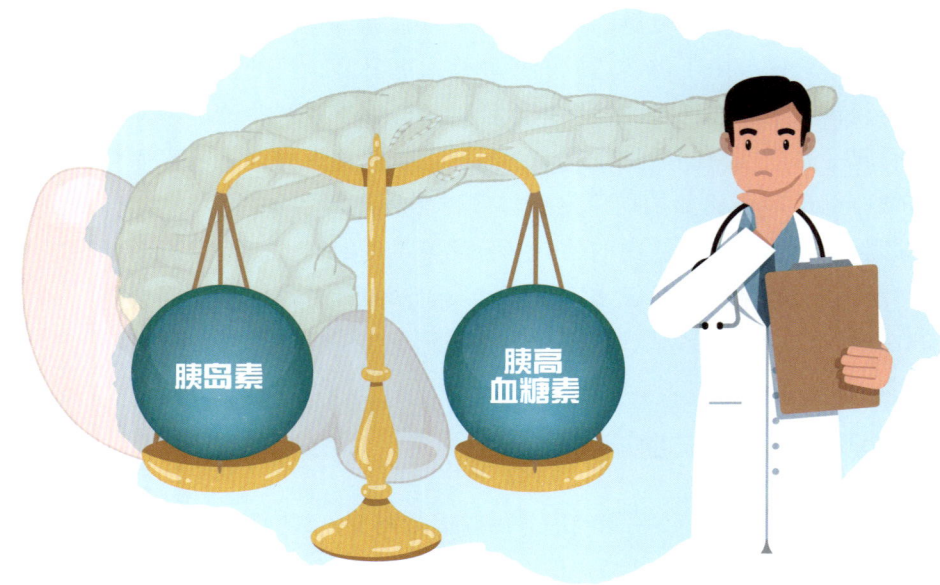

使得人体的血糖能够维持在正常水平。如果胰岛细胞的结构和功能遭到破坏，打破胰岛素和胰高血糖素之间的平衡，那么血糖水平就会受到影响。

6. 胰腺如何帮助食物消化

当我们进食了肉、海鲜等食物后，除了胃和肠道参与其消化和吸收外，殊不知，胰腺在其中也发挥了非常重要的作用。胰腺是人体内第二大"消化工厂"，在食物消化中起着关键作用。胰腺每天可以制造1～2L消化食物的液体，这种液体被称为胰液。胰液由胰腺的腺泡细胞合成和分泌，通过腺管、主/副胰管这些管道，运输到十二指肠，在小肠中发挥消化作用。

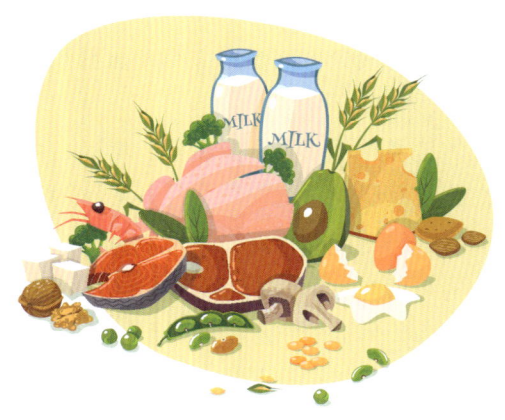

胰液是人体重要的消化液之一，其主要成分为水、无机盐及消化食物的秘密武器——消化酶（即胰酶）。消化酶就好比是加工厂的燃料，我们吃下的食物，必须通过消化酶的

消化,变成可以被人体吸收的小分子物质,从而被人体吸收和利用。

胰液中的消化酶包括胰蛋白酶、胰淀粉酶、胰脂肪酶和糜蛋白酶等,顾名思义,这些消化酶可对糖、脂类和蛋白质等人体必需的营养物质进行分解和消化。除消化酶外,胰液内的水和无机盐也有不可小觑的作用:我们进食的食物进入小肠之前需要先经过胃,而胃液的主要成分是盐酸,因此进入小肠的食物在胃液的包裹和消化下呈现出酸性状态,肠壁黏膜比胃壁黏膜要薄很多,容易受到胃液的腐蚀刺激。而胰液中含有的一些碱性物质(如碳酸氢根离子),具有中和胃酸的作用,可以保护肠道黏膜免受胃酸侵蚀;同时,胰液内碱性物质的分泌可以维持肠道内环境的碱性状态,这种碱性环境使得胰液中的消化酶处于最佳活性状态,消化酶可以更好地发挥消化功能。

在消化酶和碱性无机盐两大法宝的加持下,胰腺承担着人体70%～75%的消化工作。如果胰液分泌异常或胰酶分泌不足,就会严重影响食物的消化和吸收,将导致人体的营养物质吸收障碍,损害人体的正常代谢和生长发育,严重者会出现消瘦、营养不良、代谢紊乱和生长发育迟缓等情况。

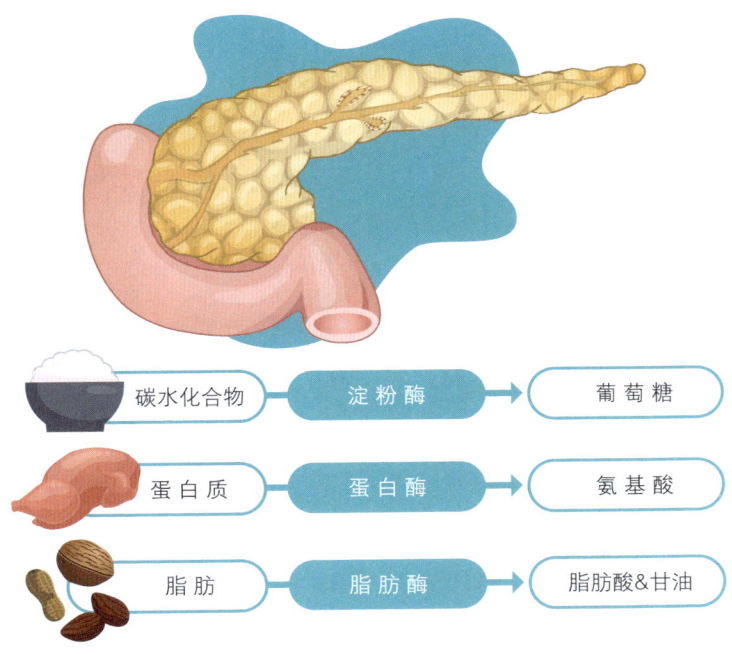

胰液消化食物

7. 胰腺和胰岛是什么关系

胰腺由绝大部分的外分泌组织和小部分的内分泌组织构成。外分泌组织包括腺泡和腺泡导管,它们通过分泌胰液进入十二指肠负责食物的消化和吸收;胰岛则构成了胰腺的内分泌组织。

从形态上来说,胰岛是"住在"胰腺里的大小不等、散在分布的细胞团,并被胰腺外分泌组织所包绕。在人体中,这些小岛占胰腺体积的1%~2%,且主要分布在胰尾部。每个胰岛都由至少4种内分泌细胞组成,分别是α细胞、β细胞、δ细胞和PP细胞,它们可以直接分泌激素进入血液,从而进行血糖调节。

β细胞位于胰岛的中央,在胰岛中数量最多,约占胰岛总细胞数的60%。β细胞是胰岛素分泌的主要细胞,而胰岛素是体内唯一的降血糖激素,因此β细胞的功能和数量对于血糖的维持至关重要。α细胞围绕着β细胞,约占胰岛细胞总数的30%,主要分泌胰高血糖素,起到升高血糖的作用。除了这两个主要的血糖调节激素外,胰岛中的δ细胞(<10%胰岛细胞)可分泌生长抑素,它能够在适当的时候抑制胰高血糖素和胰岛素的释放。PP细胞(<5%

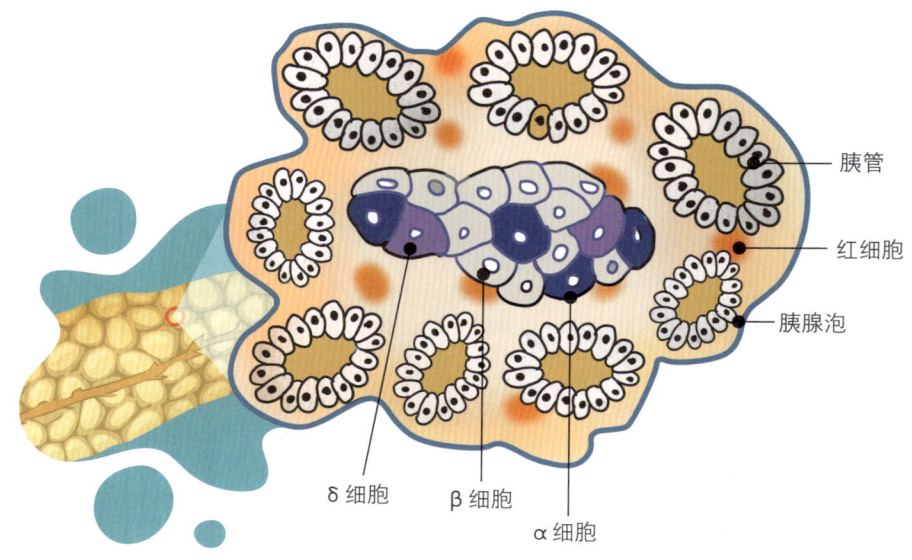

胰岛特写图

胰岛细胞）分泌的胰多肽能够调节胰腺的外分泌和内分泌活动。虽然每种胰岛细胞产生的激素功能不同，但它们相互关联、相互作用，使得人体血糖保持稳定。由于内、外分泌细胞间的解剖位置联系密切，任何疾病如果损伤了胰腺的外分泌组织，都有可能破坏胰岛细胞的结构和功能，导致胰岛激素分泌紊乱，这时血糖就会升高，并可导致糖尿病发生。

消化系统疑难疾病：慢性胰腺炎

二一

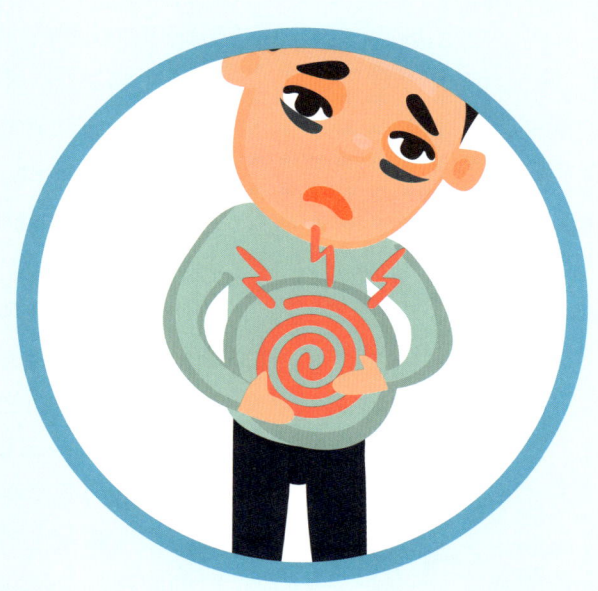

8. 什么是慢性胰腺炎

慢性胰腺炎，是由于胰腺长期反复发生炎症，导致胰腺腺泡细胞破坏、萎缩；为了修复这些受损的腺泡细胞，胰腺内有一种"修理工"叫做星状细胞，它会产生纤维组织深入腺泡之间形成"支架"。这种修复本身是一种好的行为，但是如果胰腺腺泡细胞严重持续受损或反复受损，那么就会刺激纤维组织大量、持续或反复产生，大量的纤维会深入到胰腺组织中，形成纤维化和瘢痕，导致胰腺组织钙化或胰腺导管内产生结石，最终导致胰腺内分泌和外分泌功能下降。

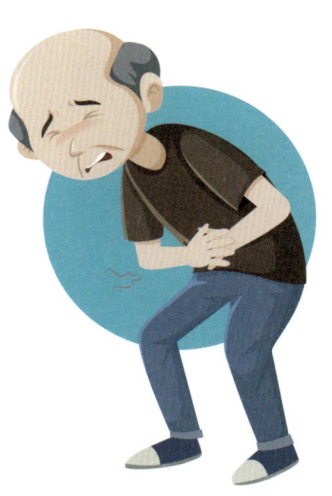

慢性胰腺炎有什么特别的临床表现呢？首先，慢性胰腺炎患者通常表现为早期反复发作的急性胰腺炎和与之相关的腹痛，在后期腹痛持续。其次，慢性胰腺炎患者还会同时伴有糖尿病（胰腺内分泌功能不足）、脂肪泻（胰腺外分泌功能不足，产生的消化酶缺乏，不能消化食物中的脂肪，导致大便中脂肪过多，呈现油花样腹泻）、消瘦和骨质疏松（营养吸收变差，影响骨质代谢）。这些症状会降低患者的生活质量和预期寿命，且慢性胰腺炎能够增加胰腺癌的发病风险，后者是一种极为致命的恶性肿瘤，因此需要对这个疾病高度重视。

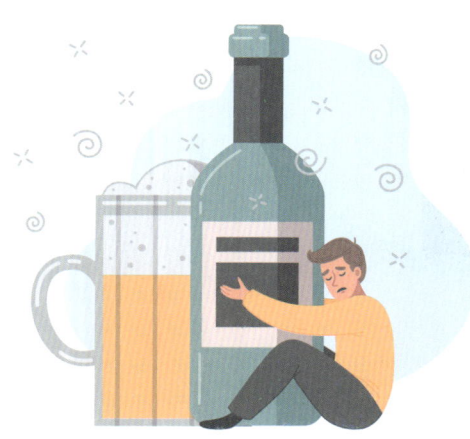

为什么会得慢性胰腺炎呢？过量饮酒和吸烟是成人患慢性胰腺炎最常见的风险因素，然而慢性胰腺炎的发生往往不是由单一风险因素引起的，而是环境、基因等多种因素共同作用的结果。慢性胰腺炎的发生涉及反复或持续的胰腺外分泌实质损伤，最常由过量饮酒和吸烟驱动胰腺小叶和导管细胞的损伤或应激，伴随着炎症、恢复和再生，循环往复，最终导致胰腺组织逐渐被破坏及各种并发症的发生。经典慢性胰腺炎可以进一步分为典型慢性胰腺炎（以纤维化为主）和非典型慢性胰腺炎（以萎缩为主）。除了经典的慢性胰腺炎以外，还存在自身免疫性胰腺炎、阻塞性胰腺炎及感染相关的胰腺炎等。

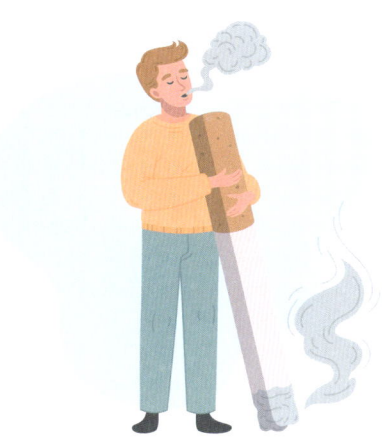

总之，慢性胰腺炎是一种复杂的疾病，其发病机制涉及多种因素的相互作用。一旦疾病得到确诊，疾病进程可能无法逆转，但是早期预防可以缓解患者症状，延缓疾病进展。因此，采取健康的生活方式、早期发现疾病、积极配合治疗是预防或治疗慢性胰腺炎的关键。

9. 慢性胰腺炎的病因

慢性胰腺炎是胰腺长期炎症性疾病，胰腺组织持续受损和功能受限，其病因是多种多样的。了解慢性胰腺炎的病因对预防和管理该疾病至关重要。慢性胰腺炎的病因主要分为：毒性代谢性因素（吸烟、饮酒）、特发性因素、遗传因素、自身免疫因素、急性胰腺炎和梗阻性因素等。下面我们对这些病因一一阐述。

我们常常会听说，某人因大量饮酒出现腹痛，就诊发现得了胰腺炎，而长期饮酒正是慢性胰腺炎发作的主要原因之一。在美国、欧洲等西方国家，40%～70%的慢性胰腺炎病例与酗酒有关，日本的情况也类似。酒精代谢产物对胰腺细胞有着直接的毒性作用，长期过量饮酒导致胰腺炎症和损伤，最终引发急性或慢性胰腺炎发生。随着饮酒量的增加，慢性胰腺炎的风险明显增加。由大量饮酒引发的慢性胰腺炎称为酒精性慢性胰腺炎。此外，急性胰腺炎后停止饮酒可以减少进展为复发性急性胰腺炎或慢性胰腺炎的风险。

吸烟是慢性胰腺炎另一个重要的危险因素，约60%的慢性胰腺炎患者存在吸烟史。随着每日抽烟数量的增加，慢性胰腺炎的发病风险随之升高。研究表明，吸烟者慢性胰腺炎的发病风险是非吸烟者的3倍。吸烟的危害性是持续的，即使戒烟后慢性胰腺炎发生的相对风险有所降低，但仍为从未吸烟人群的

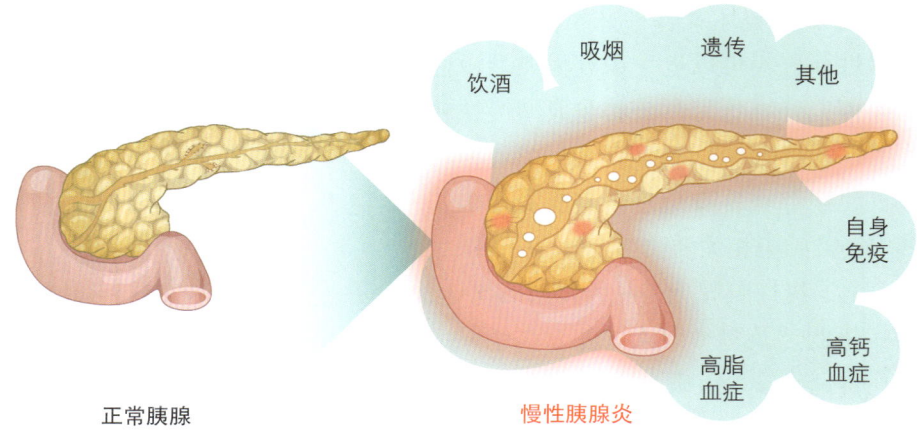

正常胰腺　　慢性胰腺炎

1.27倍。值得一提的是，同时吸烟和饮酒则对慢性胰腺炎的危害更大。

遗传因素也在慢性胰腺炎的发病中起到重要作用，而且在我国超过半数的慢性胰腺炎存在易感基因致病突变。目前已经确定某些基因变异与慢性胰腺炎的发生高度相关，如 *PRSS1*、*CFTR*、*SPINK1* 和 *CTRC* 等基因的致病性突变能显著增加个体对慢性胰腺炎的易感性，尤其是 *SPINK1* 中的 c.194+2T > C 突变，是我国最为常见的致病突变。我们将 *PRSS1* 基因内特定的致病性突变及具有胰腺炎家族史的慢性胰腺炎定义为遗传性慢性胰腺炎。

除了饮酒、吸烟和遗传因素，还有其他一些因素，如高脂血症、高钙血症、自身免疫性疾病、慢性肾病及一些不常见的解剖异常（如环状胰腺、胰腺分裂等）也可能是慢性胰腺炎的风险因素。此外，还有一些慢性胰腺炎患者没有明确的病因，我们称之为特发性慢性胰腺炎。

总的来说，慢性胰腺炎是多种因素共同作用的结果。饮酒、吸烟、遗传因素及其他一些环境和行为因素可能会增加个体患慢性胰腺炎的风险。然而，我们还需要进一步的研究来全面了解慢性胰腺炎的病因，并制订相应的预防和治疗策略。

10. 国内外慢性胰腺炎的病因区别

慢性胰腺炎是一种复杂的疾病，其病因涉及多种因素。不同地区和国家的病例研究表明，慢性胰腺炎的病因存在一定的差异。特别是中国与其他国家相比，慢性胰腺炎的病因模式显示出一些显著差异。

全球范围内，慢性胰腺炎的首要病因仍然是饮酒。然而，这方面的数据在不同国家和人群中存在差异。包括欧洲在内的西方国家及日本和韩国，半数以上的慢性胰腺炎与饮酒有关。其中，法国慢性胰腺炎的发病与饮酒最为相关，约占所有病因的84%；除此之外，印度有39%的慢性胰腺炎与饮酒有关。相比之下，饮酒仅占中国慢性胰腺炎病因的19%～35%，远远低于其他国家。

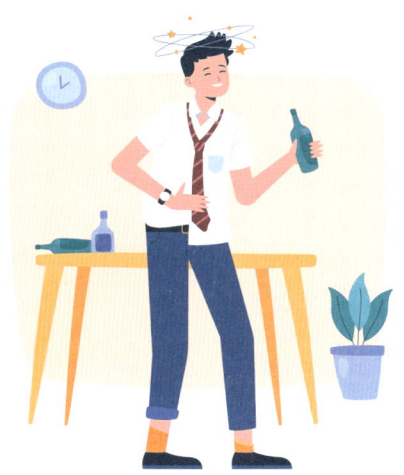

在中国，原因不明的特发性慢性胰腺炎病例占比是最高的，在部分研究报道中可达70%以上，这表明遗传因素可能在中国慢性胰腺炎发病中起到了重要作用。近年来，随着遗传学研究的深入，发现即使在遗传因素方面，东西方国家差异仍较大。我们逐渐探索出中国慢性胰腺炎的遗传风险因素与西方国家存在显著差别，如我国的慢性胰腺炎最常见的遗传致病基因为 *SPINK1*，而西方国家则以 *PRSS1* 为主导，提示慢性胰腺炎的遗传存在种族差异。

总之，我国和西方国家的慢性胰腺炎在病因上存在一定的区别，主要是受到不同的生活习惯、遗传因素和环境因素等的影响。了解这些病因区别有助于针对性地对我国慢性胰腺炎实施精准预防和管理。

11. 饮酒与慢性胰腺炎相关吗

饮酒是众多疾病的危险因素，其可能导致肝病、心血管疾病、癌症等多种健康问题。饮酒是慢性胰腺炎最常见的病因，40%～70% 的慢性胰腺炎病例与饮酒有关。虽然并非每个饮酒者都会患上慢性胰腺炎，但过量饮酒会增加发病的风险。每天酒精摄入超过 80 g 并持续 6～12 年会显著增加患慢性胰腺炎的风险。

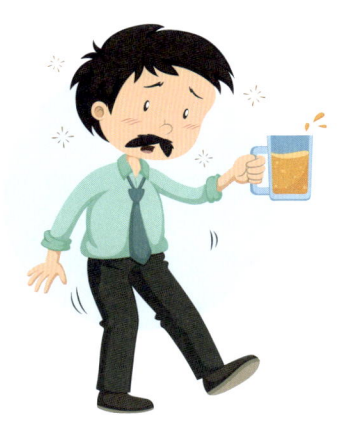

饮酒量与慢性胰腺炎之间存在剂量依赖关系。重度饮酒者患慢性胰腺炎的概率约为不饮酒者的 5 倍。研究结果表明，在每天饮用等于或超过 80 g 酒精（约等于三两白酒）的人群中，患慢性胰腺炎的风险显著增加。值得注意的是，即使每天饮用少于 80 g 的酒精，也会增加患病的风险并促进慢性胰腺炎的进展。尤其是对于某些个体来说，即使饮酒量相对较低，也可能会导致慢性胰腺炎的发生，并伴随着更频繁的剧痛、钙化和并发症。值得一提的是，常见的 ALDH2 突变在中国人中较为普遍，这种突变导致人体难以有效代谢酒精产生的乙醛，这使得中国人相对于西方人对酒精的代谢和耐受能力较差，更容易受到酒精的负面影响。

过量饮酒还会增加从急性胰腺炎进展到慢性胰腺炎的风险。根据研究统计，在经历急性胰腺炎发作后，近一半的过量饮酒者会进展为慢性胰腺炎。而在反复发作的胰腺炎后，这一比例甚至可以达到 80%。

相比于男性，女性更有可能在饮酒时间较短和饮酒总量较低的情况下就患上酒精性慢性胰腺炎。甚至每天饮用少于 60 g 的酒精，也会导致疾病发作和严重的症状。

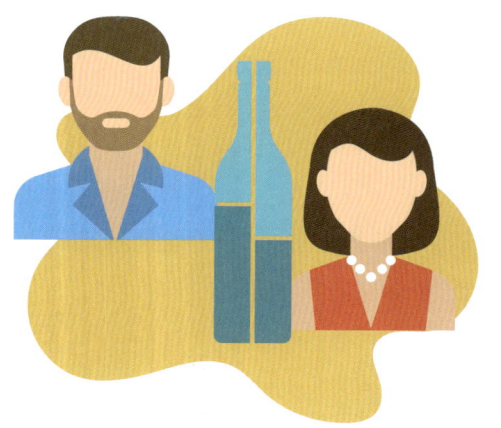

综上所述，虽然并不是每个饮酒者都会患上慢性胰腺炎，但饮酒量与该疾病的风险呈剂量依赖关系。重度饮酒者患病风险显著增加，即使饮酒量较低也会增加患病的可能性。因此，控制饮酒量对于胰腺和整体健康至关重要。对于已被诊断为慢性胰腺炎的患者，医生通常建议完全戒酒，以减少病情进一步恶化的风险。

12. 吸烟对慢性胰腺炎的影响是持续的

吸烟带来的健康危害不仅限于呼吸系统，胰腺作为消化系统的重要器官，常受吸烟所害，出现胰腺炎、糖尿病和胰腺癌等相关疾病，因此吸烟与胰腺健康之间的关系不容忽视。吸烟是慢性胰腺炎的重要危险因素，据研究显示，约 60% 的慢性胰腺炎病例与吸烟有关。同时，吸烟能够增加急性胰腺炎首次发作的风险，并加速其向慢性胰腺炎发展。烟草中的成分，如4-甲基亚硝胺基-1-3-吡啶基-1-丁酮（NNK）诱导酶原激活，从而导致胰腺腺泡细胞损伤。同时，吸烟与饮酒的组合产生稳定的丙二醛-乙醛（MAA）加合物，进一步增加了胰腺损伤的严重程度。

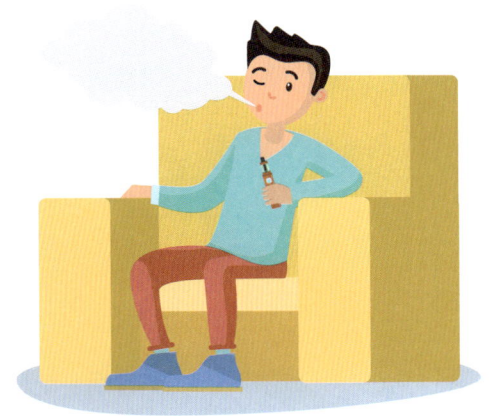

所有吸烟者（包含当前吸烟者和戒烟者）的慢性胰腺炎患病风险是未吸烟者的3倍，当前吸烟者的患病风险是未吸烟者的2.72倍，戒烟者的患病风险是未吸烟者的1.27倍。这意味着即使戒烟，吸烟对胰腺健康仍然会有持续的负面影响。研究表明，吸烟剂量和持续时间的增加会提高慢性胰腺炎的发病风险。每天少于一包的吸烟者患病的风险为非吸烟者的2.4倍，每天吸烟超过一包的吸烟者患病风险则增加到了3.3倍。此外，吸烟对慢性胰腺炎的影响在男性中更为显著，但不论男女，吸烟都会增加患病的风险。

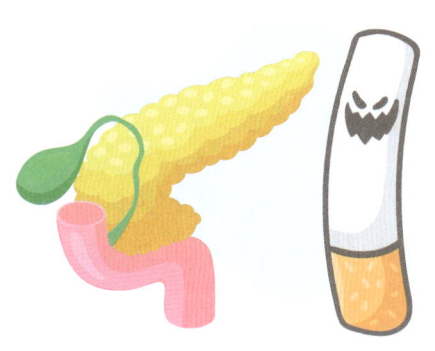

吸烟对患者的负面影响并不仅限于增加疾病的发病风险。吸烟能够使慢性胰腺炎的发病年龄提前，促进胰腺钙化和糖尿病的发生，并与较差的疾病预后相关。进一步研究显示，戒烟可以减缓慢性胰腺炎的进展，减少疾病对患者的损害。

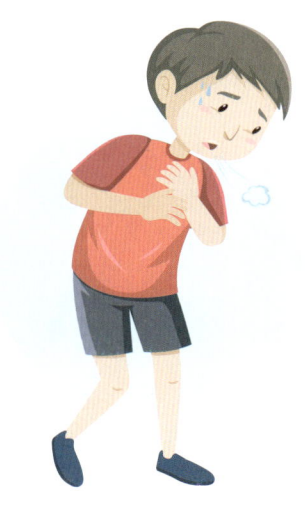

总的来说，吸烟能够增加慢性胰腺炎的患病风险，并影响疾病的严重程度和进展。因此，为了维护自己的健康，预防慢性胰腺炎及其他各种与吸烟相关的疾病，戒烟是至关重要的步骤。戒烟可能是一个具有挑战性的过程，但它对于改善健康状况和降低疾病风险具有重要的益处。

13. 幽门螺杆菌和慢性胰腺炎有关系吗

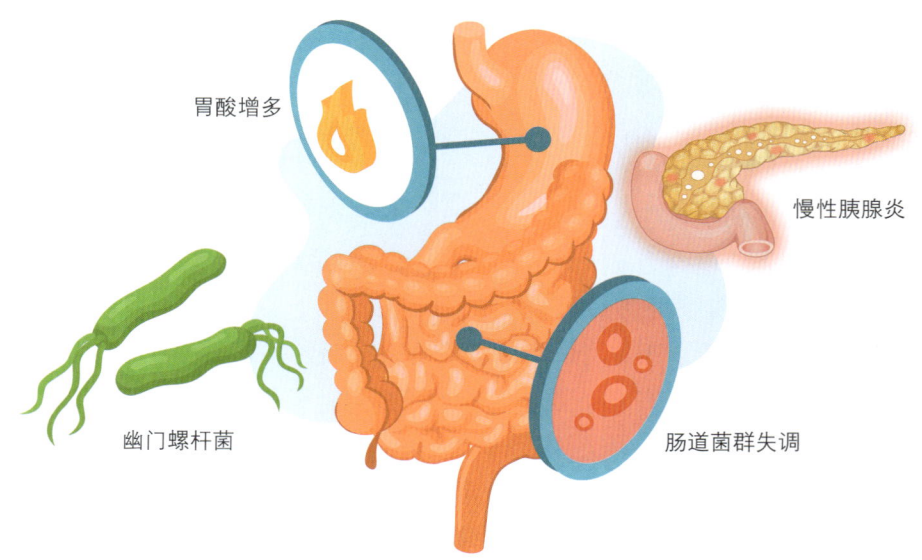

关于慢性胰腺炎和幽门螺杆菌的关系这一问题，首先需要了解一下什么是幽门螺杆菌。幽门螺杆菌主要定植在胃里，特别是胃部一个名叫幽门的部位，同时它拥有螺旋状的形态，因而得名"幽门螺杆菌"。这种细菌是一种与多种消化系统疾病相关的细菌，它喜欢在胃黏膜里搞破坏，某些情况下会对身体造成一些麻烦，导致人体消化系统受到破坏，让我们遭受胃炎、消化性溃疡、胃癌等疾病的折磨。此外，幽门螺杆菌还与许多消化系统以外的疾病有关系，如缺铁性贫血、自身免疫性疾病等。

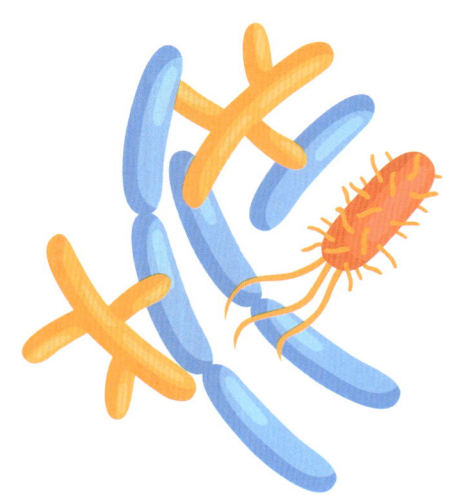

那么，胰腺作为一种消化系统腺体，它是不是同样有可能受到幽门螺杆菌的骚扰呢？一直以来，科学家们对这个问题有着浓厚的兴趣，有研究发现慢性胰腺炎患者中约有 38% 存在幽门螺杆菌感

染，同时其他研究提示幽门螺杆菌与慢性胰腺炎的产生可能有一定关联。为什么幽门螺杆菌感染会与慢性胰腺炎有关呢？目前提出了一些可能的解释：首先，幽门螺杆菌可能会导致胃部炎症和胃酸分泌增加，引起一部分酸性消化液经肠道流入胰腺，刺激其出现炎症；其次，幽门螺杆菌感染可能导致消化道菌群失调，一些有害的细菌过度生长并产生毒素，这些物质可能通过血液进入胰腺并引发炎症。

需要注意的是，还有一部分研究未能发现幽门螺杆菌与慢性胰腺炎发病的相关，关于该细菌与慢性胰腺炎的因果关系目前仍没有确切的结论。即使如此，我们仍要明白幽门螺杆菌对人体具有一定的危害作用，当出现胃肠道不适时，需要及时到医院就医，确认是否存在幽门螺杆菌感染，如果存在，请遵从医生的指导进行相关治疗。

14. 慢性胰腺炎发生和发展过程

慢性胰腺炎的形成是一个日积月累的过程，表现为胰腺组织的长期受损。它的发生和发展过程可以分为4个主要阶段。

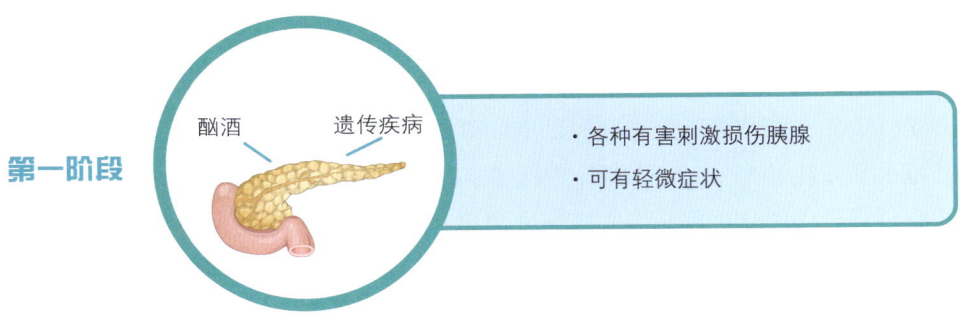

首先，慢性胰腺炎通常源于多种有害刺激下的胰腺损伤，这些危险因素包括长期酗酒、高脂血症、遗传因素等。在这个阶段，胰腺开始受到炎症的侵袭，导致胰腺组织的损伤和破坏。此时，可能会出现一些轻微症状，如轻度的腹部不适、消化不良或胃肠道异常。

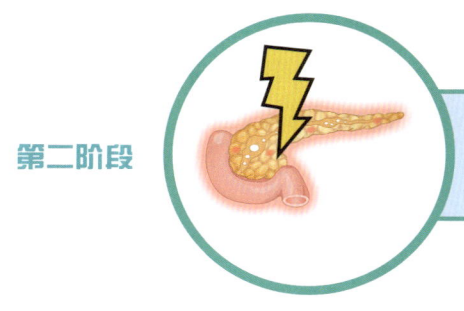

第二阶段
- 反复或慢性腹痛
- 胰腺炎反复发作

其次,导致慢性胰腺炎的刺激因素通常持续存在,随着时间的推移,可能会使胰腺的炎症反复发作,每次发作都会进一步损害胰腺组织,并导致更严重的症状。这些发作可能会引发剧烈的腹痛,并从腹部蔓延到背部。疼痛可持续数天,并在饮食后加重。此外,消化不良、恶心、呕吐和体重下降等消化系统症状也会出现。

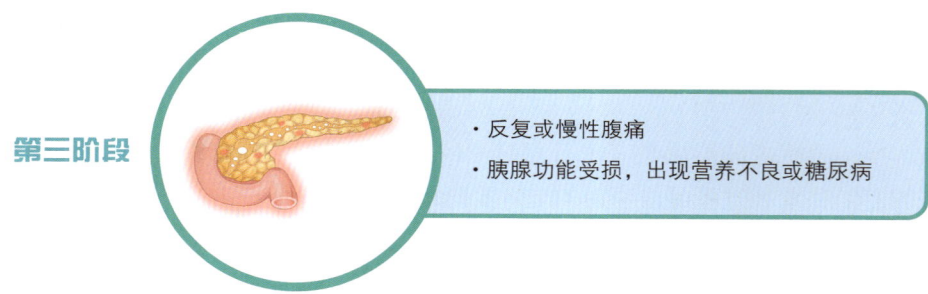

第三阶段
- 反复或慢性腹痛
- 胰腺功能受损,出现营养不良或糖尿病

再次,随着炎症的持续发展,胰腺组织反复受到损伤,其正常的结构逐渐萎缩、消失,并被没有正常胰腺功能的纤维组织所取代,用于排出消化液的胰管也可能发生狭窄和结石堵塞,胰腺的功能开始受到严重影响。正常情况下,胰腺负责分泌消化酶和胰岛素来帮助消化食物和调节血糖,但当慢性胰腺炎出现后,消化酶和胰岛素的产生减少,这导致食物无法被充分消化和吸收,血糖无法被正常调控,最终引发营养不良和糖尿病。

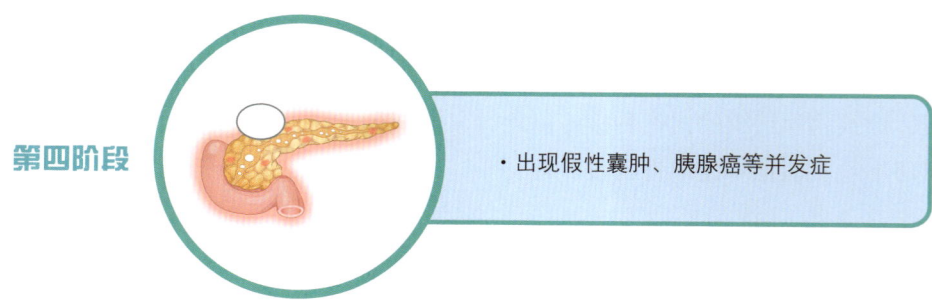

第四阶段
- 出现假性囊肿、胰腺癌等并发症

最后，慢性胰腺炎还可能导致一些并发症的发生，胰腺假性囊肿、胰腺癌等都可能在慢性胰腺炎后期出现，这些并发症可能导致进一步的疼痛和消化系统症状，并需要额外的治疗。

以上就是慢性胰腺炎的整个发生和发展过程，从胰腺受损开始，到炎症的反复发作，再到胰腺功能的丢失和并发症的出现，它的发展过程需要较长的时间。当然，上述各阶段可能存在一定的交叉，分界不一定清晰。这提醒我们，出现持续的腹痛、消化不良或其他消化问题后，要及时就医进行评估，早期的干预和治疗可以帮助减轻症状，并阻止慢性胰腺炎的进一步发展。

15. 我国慢性胰腺炎的发病情况

通过前面的介绍，大家对慢性胰腺炎已经有了一定的了解，那么该疾病在我们国家的发病情况如何呢？根据大型流行病学调查研究数据显示，在我国，每10万人中约有13个人患有慢性胰腺炎，并且这个患病率有逐年上升的趋势。

需要注意的是，它具体的发病情况可能会因为地区和年龄而有所差异。据研究显示，我国东部发达地区有更多人患有慢性胰腺炎，而在经济欠发达的西北地区，这一疾病的患病率较低。此外，既往认为慢性疾病多见于中老年人群，而慢性胰腺炎的发病年龄逐渐呈现出年轻化的趋势，青壮年人群也成为慢性胰腺炎的高发人群。

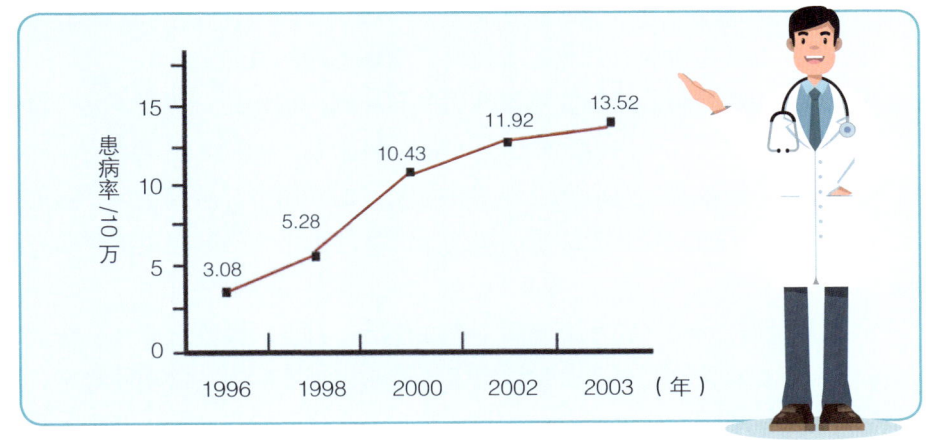

慢性胰腺炎在我国越来越常见，这种增加的趋势可能与多种因素相关。首先，现代人的生活方式和饮食结构发生了改变，高脂肪、高胆固醇的食物摄入增加，对胰腺健康造成了不利影响。其次，吸烟和酗酒等不良生活习惯也导致了慢性胰腺炎更高的发病率，遗传因素、胆石症等也可能增加患病的风险。为了预防和控制慢性胰腺炎的发病，我们需要坚持健康的生活方式，保持良好的饮食习惯，限制酒精和烟草的摄入，并定期进行健康体检，从而尽可能避免慢性胰腺炎对我们造成不良影响。

16. 慢性胰腺炎会"重男轻女"吗

在这个话题中，我们将讨论一个有趣的现象，那就是慢性胰腺炎与性别的关系。近年的研究表明，慢性胰腺炎在男性中更为常见，那么为什么会出现这种性别差异呢？原因有很多，主要与饮食、饮酒、吸烟、性激素等方面存在差异相关。

首先，一个重要因素是饮食习惯的差异。通常来说，男性更容易受到工作和社交压力的影响，可能导致饮食不规律和不健康的生活习惯，同时男性更倾向于进食高脂肪和高胆固醇的食物，这些食物对胰腺的负担更重，容易引发慢性胰腺炎。

其次，饮酒也是一个重要的因素。很多男性喜欢和朋友们一起喝酒，甚至是大量饮酒；而正如前文所言，酒精对胰腺有直接的损害，长期酗酒会增加患慢性胰腺炎的风险。因此，喝酒的时候要适量，不要过量饮酒。

再次，吸烟也是一个与慢性胰腺炎相关的因素，而男性吸烟的比例普遍较高。烟草中的有害物质会对胰腺造成损伤，增加患病的风险。

最后，性激素的影响也可能对该性别差异起到一定作用。雌激素是性激素的一种类型，虽然男性体内也会生成一小部分雌激素，但顾名思义，它仍然是广大女性的重要性激素。有研究发现，在雌激素的作用下，胰腺组织中会有更少的炎症细胞，从而减轻胰腺细胞的损伤，故女性患上慢性胰腺炎的风险有所降低。

不仅男女性别间慢性胰腺炎患病率存在差异，且不同性别患者在临床表现上可能也略有不同。研究表明，女性患者更容易出现胰腺内分泌功能异常，如胰岛素抵抗和糖尿病，这可能与女性的激素水平和代谢特点有关，其中的具体

二 | 消化系统疑难疾病：慢性胰腺炎

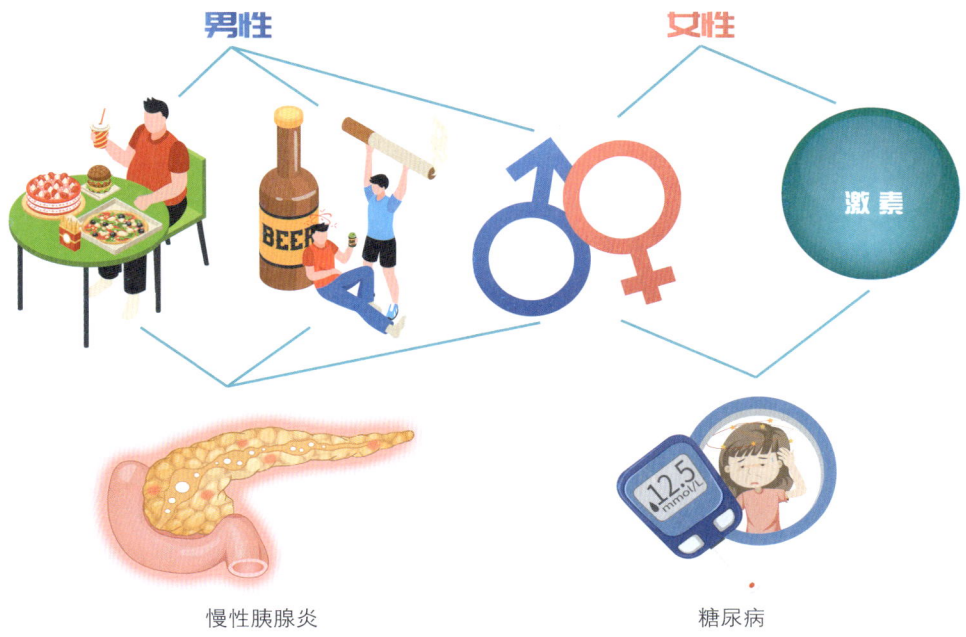

慢性胰腺炎　　　　　　糖尿病

原因尚需进一步研究。

总的来说，慢性胰腺炎在性别之间存在一定的差异，男性相对于女性更容易患病，然而，这并不意味着女性完全对慢性胰腺炎免疫，因此无论性别如何，我们都应该关注胰腺健康，并采取积极的预防措施。

17. 遗传因素如何导致慢性胰腺炎发生

基因是身体的"密码本"，它们携带着每个人独特的遗传信息，并可能影响我们的健康状况，一些特定的基因突变与慢性胰腺炎的发生密切相关。现在让我们一起揭开背后的基因密码，了解遗传因素如何导致慢性胰腺炎的发生。

> 首先是 PRSS1 基因突变和自我消化的威胁。在胰腺内，有一个叫做 PRSS1 的基因，它编码一种叫做胰蛋白酶原的蛋白质，该物质随后在十二指肠内被激活为有活性的胰蛋白酶，胰蛋白酶对食物内蛋白质的消化起着非常重要的作用。然而，当这个基因发生突变时，可导致胰蛋白

酶原过度激活甚至提前激活,使得胰蛋白酶在胰腺内自我消化,引发炎症反应,这就好比胰腺内部发生了一场自相残杀,细胞们在争斗中受到损害,最终导致了慢性胰腺炎的发生。

胰腺内还有一个名为 SPINK1 的基因,它编码一种胰蛋白酶抑制剂,存在于胰腺腺泡细胞中,能够结合活化的胰蛋白酶并抑制它的消化活性,是抑制胰蛋白酶原激活的"第一道防线"。但是,当这个基因发生突变时,抑制剂的功能就会减弱,胰蛋白酶无法受到足够的抑制,就会在胰腺内过度活跃,引发炎症反应。可以把这个过程比喻成一个堤坝,而突变的 SPINK1 基因就像是堤坝的缺口,无法有效阻止胰蛋白酶的洪水,从而引发慢性胰腺炎。对于过度活跃的胰蛋白酶,胰腺中还存在另一种对抗它们的蛋白质,它的名字是胰凝乳蛋白酶 C,这种蛋白质能够降解掉胰蛋白酶,是防止胰蛋白酶过早激活的"第二道防线"。当编码它的基因 CTRC 发生突变后,其消灭胰蛋白酶的战斗力会大大下降,胰腺就更容易发生炎症反应。

接下来是 CFTR 基因突变的影响。囊性纤维化是一种遗传性疾病,与慢性胰腺炎有密切关系,这种疾病通常由 CFTR 基因突变引起,该基因编码一种叫做囊性纤维化转膜调节子的蛋白质,它主要位于胰腺的导管部位,胰腺的这一部分起到排出含有各种消化酶的胰液的作用,而该蛋白能够协助维持胰管内液体的正常排泄。当 CFTR 基因发生突变时,胰腺分泌功能就会受到影响,导致胰腺消化液的正常排泄受阻,最终引发胰腺炎。

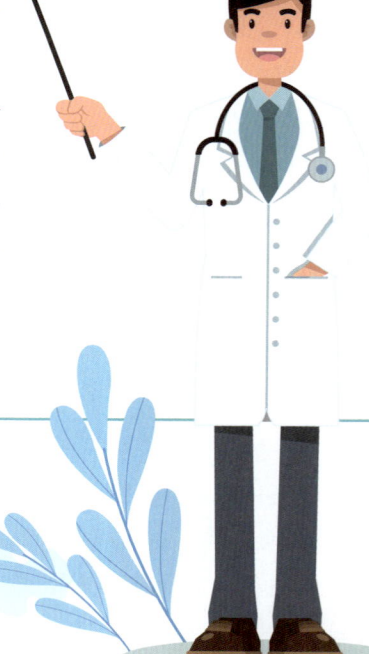

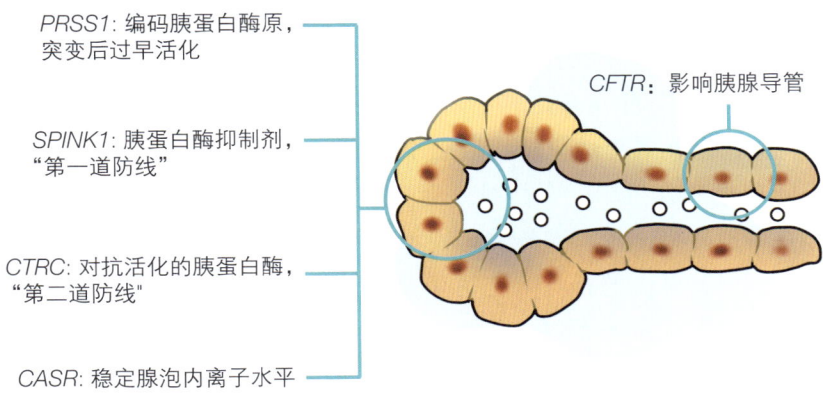

此外，还有一些其他基因突变与慢性胰腺炎有关，如 CASR 基因突变，这个突变可能导致胰腺内的钙离子平衡紊乱，进而诱发胰腺炎症。

通过以上的介绍我们可以看到，遗传因素在慢性胰腺炎的发生中起着重要的作用，这些基因突变可能导致胰腺内的酶活性失控、炎症反应加剧、胰腺分泌功能受损等，从而最终导致胰腺组织损伤和慢性炎症的发生。但需要注意的是，遗传因素并不是唯一的影响因素，许多人具有这些遗传变异，但并不一定患上慢性胰腺炎，而是由环境因素和其他疾病因素共同决定了慢性胰腺炎的发生。

了解遗传因素如何导致慢性胰腺炎的发生对疾病的预防和治疗非常重要。

18. 慢性胰腺炎会遗传吗

慢性胰腺炎是否会遗传一直是备受关注的问题。一般情况下，慢性胰腺炎并不会遗传给孩子，也就是说，父母患有慢性胰腺炎并不意味着一定会将疾病遗传给子女。然而，在少数情况下，慢性胰腺炎具有一定的遗传倾向，但具体的遗传机制尚未完全明确。

慢性胰腺炎的遗传风险主要与两个因素有关：遗传因素和家族聚集性。首先，遗传因素可能对慢性胰腺炎的发生起到一定作用。一些研究发现，某些基因突变（如 SPINK1 基因和 CFTR 基因的变异）可能与慢性胰腺炎的发生相关，会增加疾病风险，但是否遗传取决于突变外显率和环境因素刺激的作用。此外，遗传性胰腺炎是一种罕见的遗传性疾病，患者可能出现反复发作的急性胰腺炎等症状。这种类型的胰腺炎通常是由 *PRSS1* 基因突变引起的，这种基因突变为常染色体显性遗传。具体来说，常染色体显性遗传的特点为如果父母其中有一人患有遗传性胰腺炎，那么孩子的患病概率通常有50%。其次，家族聚集性也是慢性胰腺炎遗传风险的重要因素。例如，在患有慢性胰腺炎的人群中，有相对较高的家族发病率。这表明在某些家族中，可能存在着遗传易感性。遗传易感性不一定意味着完全遗传，只是个体发病风险会受到遗传基因的影响，这些基因可能会增加个体患病的可能性，但是环境因素也会发挥重要影响。慢性胰腺炎的家族聚集性也可能与家族共同的生活环境和生活方式有关。

需要强调的是，慢性胰腺炎的发生是多因素的复杂过程，遗传因素只是其中之一。其他因素，如酗酒、吸烟、胆石症等，同样对慢性胰腺炎的发生起着重要作用。

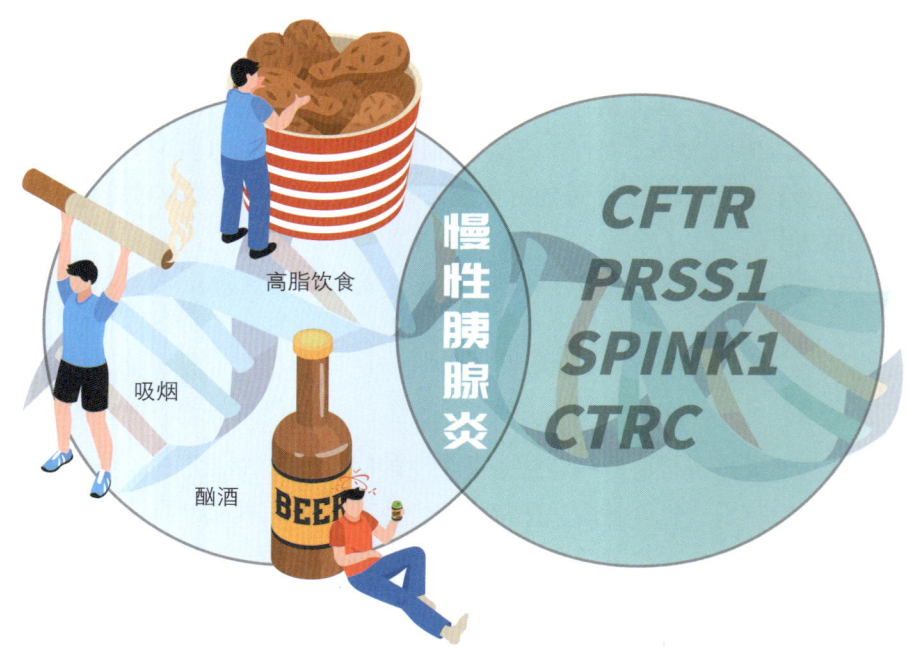

针对慢性胰腺炎的遗传风险，我们应该采取一些预防措施。首先，如果家族中存在慢性胰腺炎的患者，应定期进行胰腺相关的健康检查，及早发现问题。其次，避免酗酒和吸烟，这些不良的生活习惯会增加患慢性胰腺炎的风险。此外，注意饮食健康、避免高脂饮食保持健康的生活方式等，也是预防慢性胰腺炎的重要措施。

需要指出的是，虽然慢性胰腺炎可能存在一定的遗传风险，但遗传并不意味着一定会患病。个体的遗传易感性与环境和生活方式等因素相互作用，共同决定了患病的风险。

19. 慢性胰腺炎会传染吗

可能有患者在日常生活中会发现这种情况：自己得了慢性胰腺炎，身边的家人和朋友或多或少也有腹痛等症状，甚至存在确诊慢性胰腺炎的情况，难不成慢性胰腺炎真的会传染吗？

需要指出的是，慢性胰腺炎不是传染病，不会传染。传染病是指能够通过传播病原体（如细菌、病毒、真菌或寄生虫）从一个人传给另一个人的疾病。传染病的传播通常需要特定的接触方式，如直接接触感染者的体液、呼吸道飞沫或被污染的物体。常见的传染病包括流感、结核病等。

而慢性胰腺炎不属于这类疾病，尚未发现某种病原体与慢性胰腺炎相关。慢性胰腺炎是一种个体内部的疾病过程，与个体的胰腺健康和功能有关。患者不会通过正常的社交接触或共享食物、水源等途径将慢性胰腺炎传播给他人。

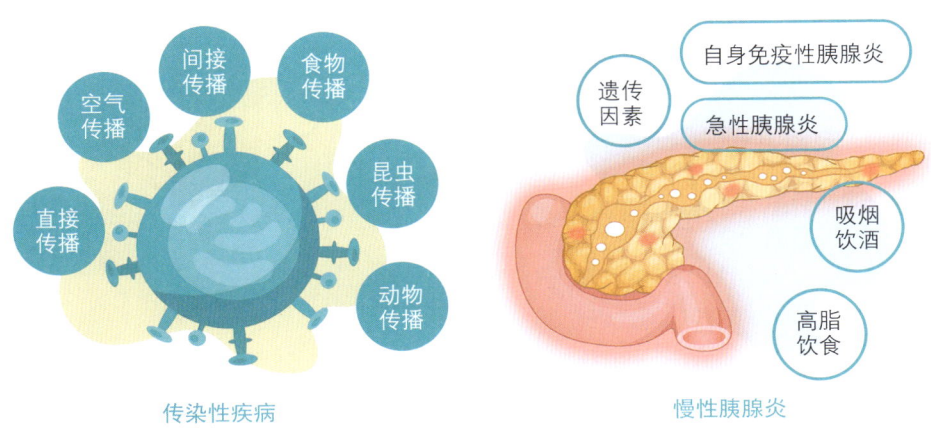

传染性疾病　　　　　慢性胰腺炎

慢性胰腺炎是胰腺本身的慢性进展性炎症性疾病，发展过程可能与多种因素有关，如个体的遗传因素、环境因素及饮食和生活习惯等。这些因素会导致胰腺组织受损和炎症的长期存在,进而引发慢性胰腺炎的发展,但与细菌、病毒或其他传染源无关,因此慢性胰腺炎不会传染。

20. 慢性胰腺炎的高发人群和患病年龄

慢性胰腺炎的高风险人群包括以下几类。

(1)酗酒者:过度饮酒是慢性胰腺炎的一个重要风险因素。研究显示,饮酒过量的人(如每天饮用约 250 g 白酒)患慢性胰腺炎的风险增加。

(2)吸烟者:患慢性胰腺炎的风险平均比非吸烟者高出 3 倍,戒烟可以将风险减少约一半。

(3)肥胖人群:研究提示肥胖人群(即 BMI 超过 30 kg/m^2)比普通人群患上慢性胰腺炎的风险高出 3 倍。

(4)急性胰腺炎史:与普通人群相比,有急性胰腺炎病史的人患慢性胰腺炎的风险高出约 12 倍。

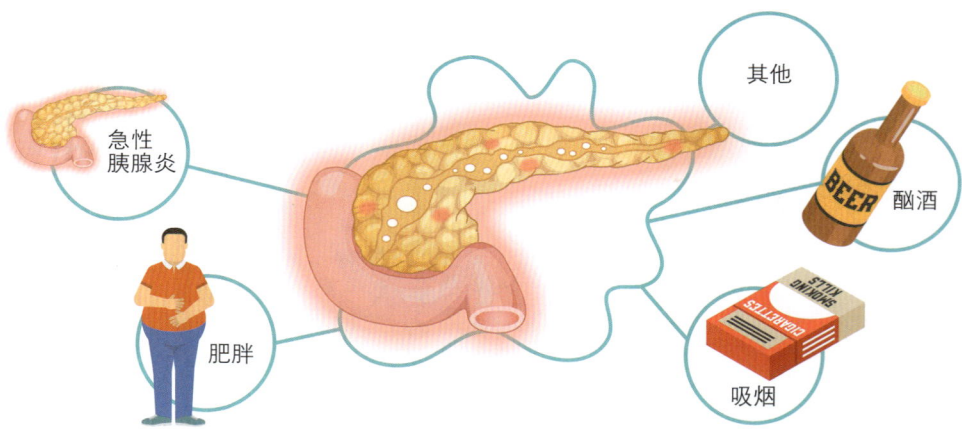

关于慢性胰腺炎的患病年龄,该病最常见于 35~55 岁的人群。然而,需要注意的是,由于慢性胰腺炎的病因多样,不同患者的发病年龄可能会有较大差别。年龄也不是限制性因素,其他年龄段的人也有可能患上慢性胰腺炎。慢性胰腺炎是一种逐渐发展的疾病,通常在多次急性胰腺炎发作后进展形成。因此,一些人可能在较年轻的年龄就出现了慢性胰腺炎,而其他人可能在稍后的年龄出现症状。此外，个人的生活方式、遗传因素及其他健康状况也可能对慢性胰腺炎的发病年龄产生影响。

慢性胰腺炎是一种复杂的疾病，其发病因素可能涉及多个方面，而具体的风险因素可能因个体差异而有所不同。因此，无论年龄如何，保持良好的生活习惯和健康的饮食习惯都是预防慢性胰腺炎的重要措施。

21. 急性胰腺炎和慢性胰腺炎的关系

急性胰腺炎和慢性胰腺炎存在一定区别。急性胰腺炎是胰腺的急性炎症，起病急骤，通常会导致上腹疼痛、恶心等症状，但病情大多会在一段时间后得到缓解，病程短。急性胰腺炎通常由胰腺内的消化酶在胰腺内部活化引起，刺激胰腺细胞并导致炎症。慢性胰腺炎是一种持续性、进展性的胰腺炎症，与急性胰腺炎不同的是，慢性胰腺炎是一种长期存在的疾病，表现为持续或反复的胰腺炎症，临床症状可能较轻或无明显症状。影像学检查如超声、CT 扫描或磁共振胰胆管成像（MRCP）等可以帮助确认胰腺炎的类型和严重程度。

急性胰腺炎	慢性胰腺炎
起病急	持续的炎症性疾病
治疗后往往可逆转	不可逆的病理改变
可能进展为慢性胰腺炎	反复的急性胰腺炎发作
急性坏死性胰腺炎可危及生命	可能导致胰腺内、外分泌功能不全

急性胰腺炎和慢性胰腺炎之间存在密切关系。一些流行病学研究表明，慢性胰腺炎可能是由急性胰腺炎逐渐演变而来。某些患者可能只经历一次急性胰腺炎发作而没有慢性炎症的持续存在，而其他患者则可能经历多次急性发作后逐渐进展为慢性胰腺炎。有研究表明，10% 的急性胰腺炎首次发作患者和 36% 的急性胰腺炎反复发作患者会最终进展为慢性胰腺炎，相比于吸烟、酗酒等，急性胰腺炎后发生慢性胰腺炎的风险更高。然而，急性胰腺炎是否一定会发展成为慢性胰腺炎仍然有待进一步研究来明确。因此，患者在急性胰腺炎

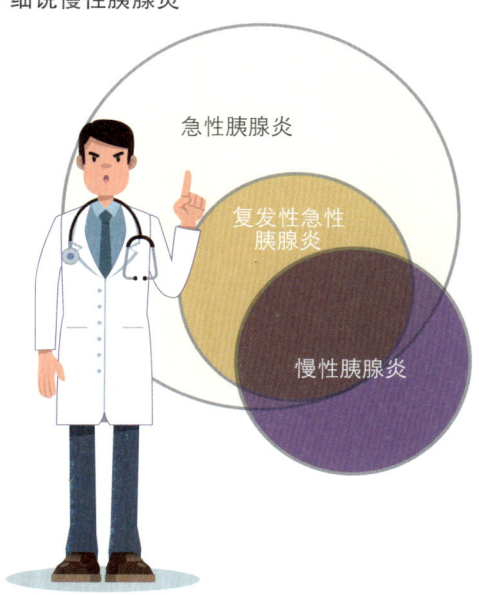

后是否会发展成为慢性胰腺炎可能取决于多种因素，包括胰腺炎症的严重程度、遗传因素及其他潜在的诱因。

总而言之，急性胰腺炎是胰腺的急性炎症，而慢性胰腺炎是一种持续性、进展性的胰腺炎症。尽管急性胰腺炎可能是慢性胰腺炎的一种表现形式，但并非所有的急性胰腺炎都会发展为慢性胰腺炎。两者之间的确切关系仍然需要进一步研究来明确。

22. 急性胰腺炎反复发作会演变为慢性胰腺炎吗

随着生活水平的不断提高，胰腺炎逐渐成为困扰许多人的疾病，而急性胰腺炎是我们常见的"节日病"之一。急性胰腺炎的病因较多，暴饮暴食、大量饮酒、胆道疾病如胆石症及胆囊炎等都会导致急性胰腺炎的发生。在我国，高脂血症导致的胰腺炎也日渐增多，呈现年轻化、重症化的态势。

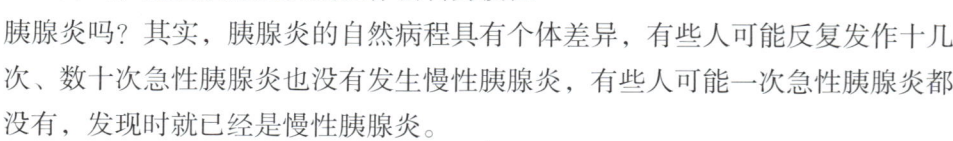

那么，急性胰腺炎反复发作会转为慢性胰腺炎吗？其实，胰腺炎的自然病程具有个体差异，有些人可能反复发作十几次、数十次急性胰腺炎也没有发生慢性胰腺炎，有些人可能一次急性胰腺炎都没有，发现时就已经是慢性胰腺炎。

但是万万不能大意，复发性急性胰腺炎是慢性胰腺炎发生的高危因素，大约有 1/3 的复发性急性胰腺炎患者最终会演变为慢性胰腺炎。有人假设复发性急性胰腺炎可能是急性胰腺炎向慢性胰腺炎进展的中间阶段，这三个阶段都是同一疾病谱的一部分。

学者们提出了"坏死-纤维化序贯"假说和"前哨急性胰腺炎发作"假说等来解释两者的内在联系。"坏死-纤维化序贯"假说认为反复的急性胰腺炎损伤造成胰腺实质坏死，而损伤修复过程中纤维组织取而代之，导致胰管堵塞，胰液流通不畅，从而发生进一步梗阻、纤维化，反反复复，最终胰腺萎缩。"前哨急性胰腺炎发作"假说整合了其余诸多假说，认为在一次急性胰腺炎的前驱事件下，其他持续存在的病理刺激（如酒精、遗传因素等）形成了"二次打击"。上述两种假说均认为胰腺炎症的急性发作伴随着大量炎症细胞浸润，持续诱导细胞因子的分泌，刺激免疫系统，促进了慢性胰腺炎的发生。不过尽管该假说已被广泛接受，但在没有酒精、吸烟、遗传易感性、自身免疫性或梗阻性胰腺疾病等经典危险因素的情况下，仅仅有急性胰腺炎的反复发作是否会演变为慢性胰腺炎仍然存在争议。

临床研究证实了复发性急性胰腺炎是慢性胰腺炎发生的高危因素，胰腺炎发作越严重、次数越频繁，越容易进展为慢性胰腺炎。因此，我们应该对有复发性急性胰腺炎病史的患者给予特殊关注，警惕慢性胰腺炎的发生。

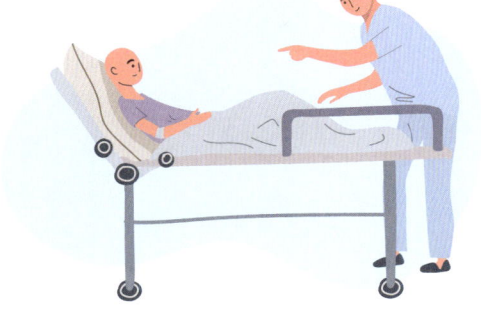

23. 慢性胰腺炎会影响其他器官和系统吗

胰腺是人体重要的消化器官，因此慢性胰腺炎通常会引起腹痛、腹泻、消化不良等消化系统的问题，那么慢性胰腺炎会影响其他器官和系统吗？回答是肯定的，慢性胰腺炎可能会影响患者的内分泌系统、运动系统、循环系统、神经系统等，导致糖尿病、骨质疏松、左侧门静脉高压、胰性脑病等诸多疾病。

正如前文所述，糖尿病是慢性胰腺炎患者中最常见的并发症之一。胰腺是人体中调节血糖最重要的器官，其分泌的胰岛素可以降低血糖，胰高血糖素则可以升高血糖，两者协同调节，维持血糖稳定。慢性胰腺炎患者病情迁延不愈，反复发生，使胰腺组织损伤、坏死，胰腺功能显著下降，胰岛素的分泌明显降低，血糖升高，患者最终可能会发展为继发性糖尿病。

在慢性胰腺炎患者中骨病的发病率为30%～65%，包括骨质疏松、骨量减少，显著增加了骨折风险。这可能是由于长期的吸收不良和慢性营养不良

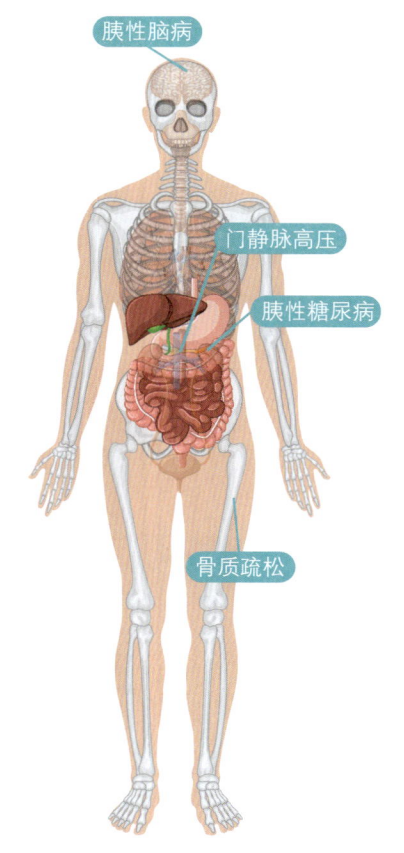

使骨头中矿物质含量下降所导致的。在慢性胰腺炎的致病机制中，酒精过量摄入、吸烟、钙和维生素 D 的摄入减少、反复炎症发作等也被认为是骨病的可能原因。此外，高龄、过瘦、疾病的严重程度、症状持续时间、糖尿病等都可能是慢性胰腺炎患者出现骨病的潜在危险因素。

由于慢性胰腺炎患者会发生胰腺纤维化，胰腺周围组织纤维增生，压迫紧靠胰腺的脾静脉，导致其压力升高，可能会出现胰源性门静脉高压，又被称为左侧门静脉高压。左侧门静脉高压可能会导致脾大、腹部静脉曲张、腹水、食欲减退等表现。很多研究表明，3% 左右的慢性胰腺炎患者会出现左侧门静脉高压，且慢性胰腺炎是左侧门静脉高压最常见的病因之一，而胰腺假性囊肿、吸烟、酒精摄入、急性胰腺炎病史等都与其发生有关。

慢性胰腺炎反复发作可能会导致胰性脑病，其表现为定向力障碍、意识模糊、激动伴妄想、幻觉等症状，死亡率高达 40% 以上。这可能与发作时胰腺组织释放出毒性物质和胰酶对脑产生直接作用有关。

24. 慢性胰腺炎常合并哪些疾病

慢性胰腺炎病因复杂，患病的同时可能会有许多合并症的发生。慢性胰腺炎通常会合并心理疾病、心血管疾病、高脂血症、尿石症等。

心理疾病的主要原因是慢性胰腺炎产生的疼痛，长期的慢性疼痛对患者的身心健康产生了严重的影响，每 3 名患者中就

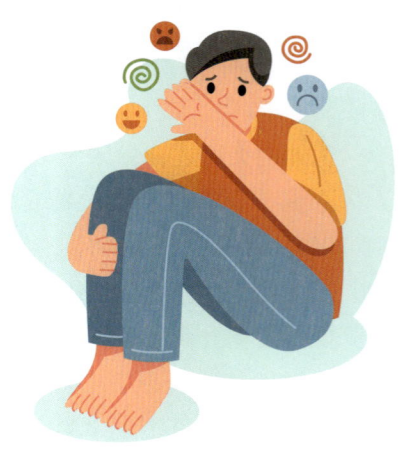

有 1 名出现剧烈、持续的疼痛。而与没有疼痛的患者相比，存在严重疼痛的患者常常合并抑郁、焦虑、睡眠障碍等诸多身心问题。不过，慢性胰腺炎患者的身心障碍也不能完全用疼痛来解释，还可能与遗传因素如基因变异有关，在这类患者中疼痛会加重已有的精神障碍，形成恶性循环，因此缓解疼痛及对精神健康的护理至关重要。

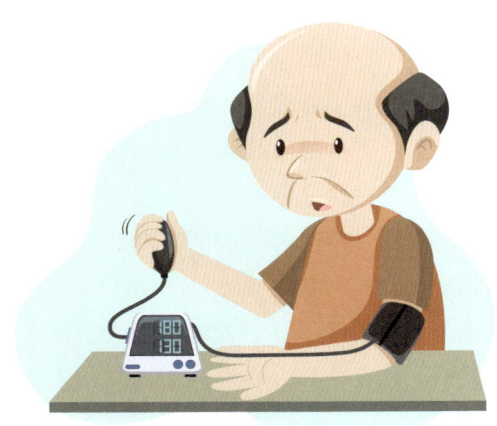

慢性胰腺炎与心血管疾病（如高血压）等的风险增加相关，这可能是因为它们有许多共同的危险因素（如吸烟、饮酒、高血脂、糖尿病、营养缺乏等）。在慢性胰腺炎患者中，患高血压、脑血管病、深静脉血栓形成等风险增加。同时，这些心血管疾病也大大增加了慢性胰腺炎患者的许多并发症的风险。

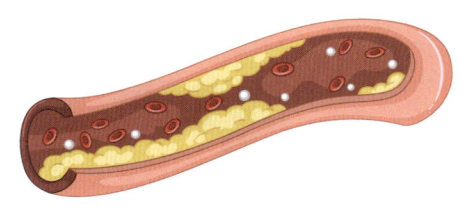

高脂血症是急性胰腺炎发作最常见的病因之一，而血脂控制不佳往往会导致急性胰腺炎的反复发作，最终可能发展成慢性胰腺炎，因此严格控制血脂对预防慢性胰腺炎有很大作用。

另外，慢性胰腺炎患者中尿石症如尿道结石、输尿管结石等发病率有所增加，这可能是因为其外分泌功能不全引起脂肪或胆汁酸吸收不良，使得肠道增加了草酸盐的吸收，从而增加了尿石症的风险。除此之外，化脓性肝脓肿在慢性胰腺炎患者中的发病率是正常人群的 10 倍以上。

关注慢性胰腺炎本身的同时，我们也应当警惕这些合并症带来的风险。

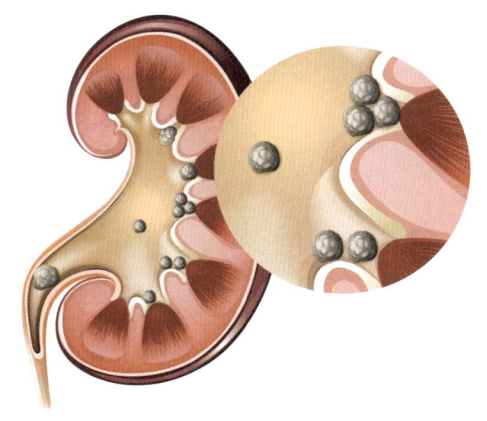

25. 慢性胰腺炎会癌变吗

会！

一些临床数据显示，慢性胰腺炎患者发生胰腺癌的风险较正常人高，部分患者已患上了胰腺癌。那么，慢性胰腺炎和胰腺癌之间究竟存在什么样的联系呢？是否得了慢性胰腺炎必然会演变成癌症呢？下面我们一起来了解一下。

首先，胰腺癌的发生和慢性胰腺炎之间存在一定的联系。根据目前的临床研究资料，不论病因如何，慢性胰腺炎都会导致发生胰腺癌的风险增加。散发性慢性胰腺炎患者随访 10 年的话，100 个人里可能会有 1.8 个患者发生胰腺癌，随访 20 年里，100 个人里可能会有 4 个患者发生胰腺癌。尤其是炎症反复发作较为严重的患者，因为长期的慢性炎症刺激会使胰腺的组织结构发生改变，并损伤胰腺细胞，损伤逐渐累积至一定程度，形成癌变的基础。慢性胰腺炎往往会伴随着高脂血症、代谢紊乱等胰岛功能异常，这些也会促进癌变的过程。

其次，吸烟、高龄、遗传因素、体重指数偏高和糖尿病等是慢性胰腺炎发展为癌症的重要危险因素，具有这些特征的患者发展为癌症的可能性较大。吸

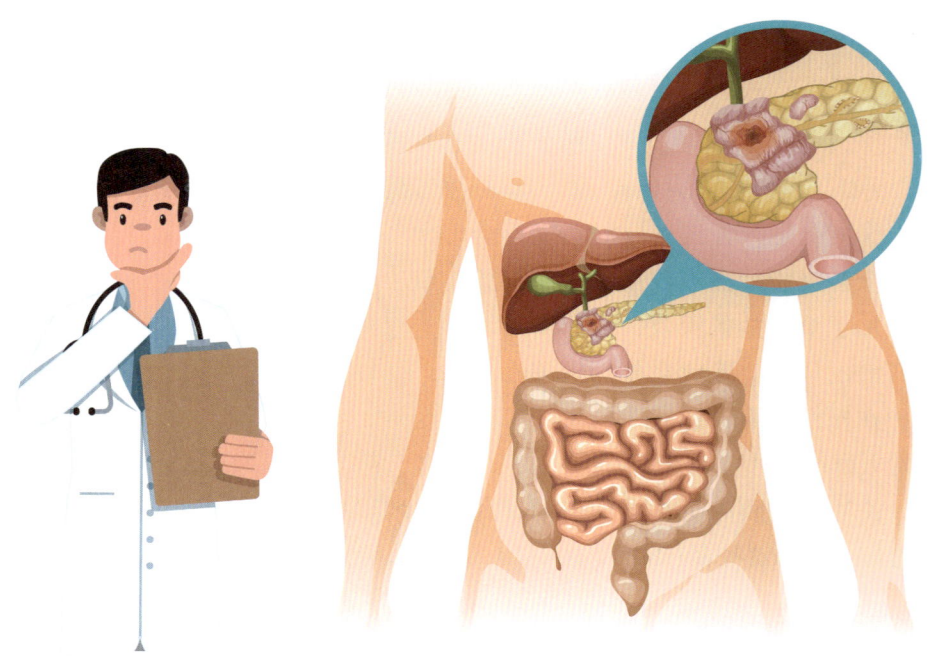

烟是慢性胰腺炎患者发生胰腺癌的危险因素，吸烟＞ 60 包 / 年的患者发生胰腺癌的风险增加 12 倍。老年慢性胰腺炎患者胰腺癌的发病率较高，肥胖和糖尿病也可能引起慢性胰腺炎患者癌变风险增加。遗传性胰腺炎或携带慢性胰腺炎相关基因的患者胰腺癌的发生风险显著增高，其中由蛋白酶丝氨酸 1（PRSS1）基因突变相关遗传性胰腺炎引起的胰腺癌风险可能更大。此外，慢性胰腺炎所引起的疼痛和胰腺功能障碍等问题，也会影响患者体重、营养状态等。

　　需要注意的是，慢性胰腺炎和胰腺癌之间存在的关系并不是必然的。即患有慢性胰腺炎的人，并不一定会患上胰腺癌。其发病的具体机制也需要进一步的研究和探讨。但是根据现有的数据和分析，慢性胰腺炎患者发生胰腺癌的风险比普通人群高。所以，在慢性胰腺炎的治疗过程中，需密切注意患者的疾病进展和治疗效果。

　　总之，胰腺癌和慢性胰腺炎之间具有一定的联系，但并不是一定会发展成为癌症。我们需要加强对慢性胰腺炎的诊断、治疗和预防，及时发现病情的变化，以减少癌症的风险，提高疾病防治质量。

26. 胰腺癌会反过来引起慢性胰腺炎吗

　　病理科医师在阅片的过程中，经常可以看到在胰腺肿瘤性病变中伴有慢性胰腺炎的存在。无论是偏良性的肿瘤性病变，如导管内乳头状黏液性肿瘤，还是恶性病变，如胰腺导管腺癌，都可见慢性胰腺炎背景。

　　对于良性病变，慢性胰腺炎的发生多与肿瘤累及主胰管或分支胰管相关。以导管内乳头状黏液性肿瘤为例，文献报道约 12% 的患者在诊断导管内乳头状黏液性肿瘤前一直被诊断为慢性胰腺炎，约 2% 的慢性胰腺炎与导管内乳头状黏液性肿瘤相关。导管内乳头状黏液性肿瘤与慢性胰腺炎均可以表现为主胰管扩张、胰腺实质萎缩，特别是慢性胰腺炎结石不明显时，两者较难鉴别。导管内乳头状黏液性肿瘤长期的黏液分泌阻碍了胰液的顺利排出，导致胰管通而不畅，引起慢性阻塞性胰腺炎。

　　我们知道良性炎症的发展过程有时会导致癌症，例如：幽门螺杆菌导致的慢性胃炎可进展为胃癌；肝炎病毒引起的慢性病毒性肝炎进一步进展为肝癌；溃疡性结肠炎和局部肠炎会增加患结肠癌的风险等。同样，慢性胰腺炎也会增加胰腺癌的患病风险。最近的研究发现，慢性胰腺炎可引起 *KRAS* 基因突变并

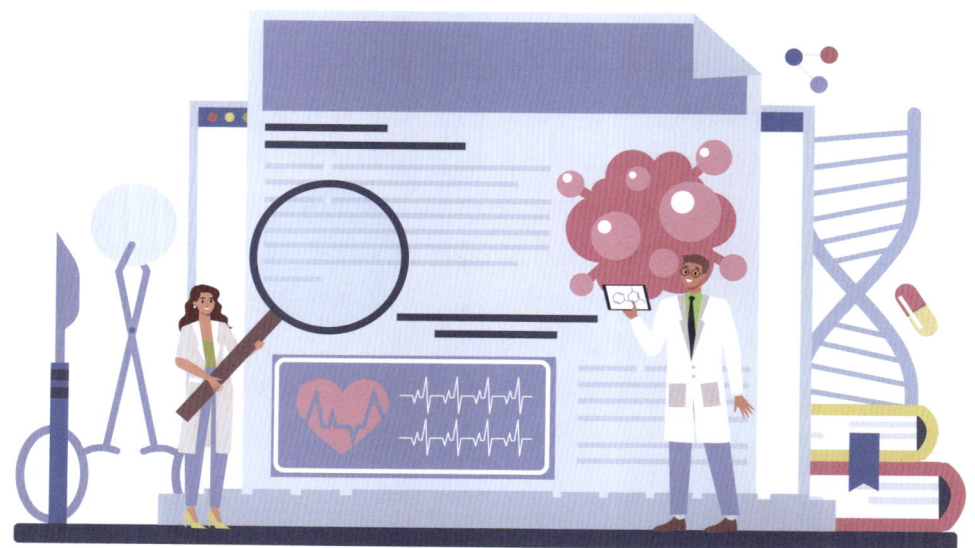

与之协同作用，引起胰腺腺泡导管化的发生，并最终导致恶性肿瘤的发生。但是有研究发现，在 20 年的时间里，只有约 5% 的慢性胰腺炎患者会发展成胰腺癌。说明胰腺癌并非是慢性胰腺炎的主要结局。胰腺癌的快速生长或空间上与胰管相邻常可压迫或侵犯胰管，引起胰管阻塞，远端胰腺的胰液排出不畅，进而发生慢性炎症。从病理学角度，慢性胰腺炎与胰腺癌都可表现为胰腺内边界不清的灰白色、质硬肿块，切面胰腺分叶结构不清。镜下腺泡组织不同程度萎缩，间质弥漫性纤维组织增生和炎症细胞浸润。胰腺内分泌功能可保留或发生糖尿病。两者相似的临床、影像学和病理学表现使得两者鉴别困难。因此，对于不同的病例，炎症与癌症发生的先后顺序，应具体问题具体分析。

总的来说，胰腺肿瘤性病变主要通过对胰管的阻塞与压迫，导致胰液排出不畅，进而发生自体消化，从而导致慢性胰腺炎，而慢性胰腺炎可以在一定条件下促进肿瘤的形成。因此，对于慢性胰腺炎，需注意与胰腺肿瘤性病变的继发改变进行鉴别，患者应定期随访。

慢性胰腺炎如何诊断 | 三

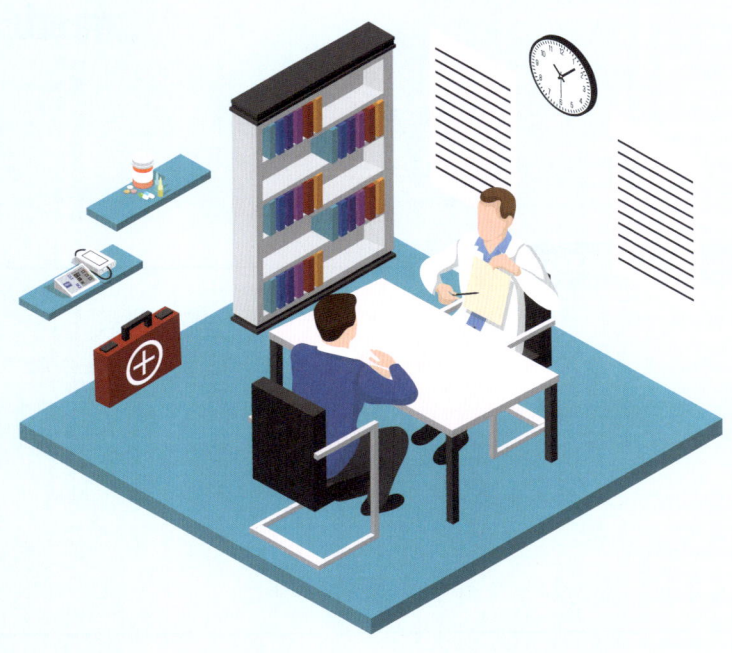

27. 慢性胰腺炎的主要症状有哪些

慢性胰腺炎患者有多种临床症状。在病程早期，以疼痛（腹痛、后背痛等）为主要表现，部分患者还有恶心、呕吐、食欲减退、体重下降、腹泻和腹胀等不适感。到疾病后期，消化不良、脂肪泻、血糖控制不佳等胰腺内分泌和外分泌功能不全的症状成为患者的主要表现。

疼痛

腹痛是慢性胰腺炎患者最常见的临床症状，也是去医院就诊最常见的原因。腹痛常常表现为中上腹部疼痛，并且可以向腰背部放射。患者腹痛可以表现为间断发作的疼痛，两次发作之间的间歇期可以持续数月到数年，在间歇期里，患者可以没有任何疼痛；腹痛也可以表现为长期持续性的腹痛，患者感觉疼痛一直不缓解，没有发作的间歇期。患者疼痛的模式不是一成不变的，一半以上的患者可能会从间歇性疼痛变成持续性疼痛，或者从持续性疼痛变为间歇性疼痛。此外，腹痛的程度和疼痛的区域因人而异，也受到饮食习惯、饮酒和吸烟等因素的影响。

消化道症状

部分患者会表现出恶心、呕吐、食欲不振等消化道不适感，进而使得患者体重下降，明显消瘦。此外，部分患者也可能在发生腹痛时出现恶心、呕吐，腹痛停止后恶心和呕吐也随之好转。

胰腺外分泌功能不全症状

胰腺外分泌功能不全早期可以没有任何症状，常常被患者忽视。到了后期，由于胰液分泌减少，主要负责分解脂肪的胰脂肪酶分泌不足，就会严重影响食物的吸收消化，患者会出现脂肪泻的情况，表现为粪便颜色变淡，量多，呈现油脂状或泡沫状，常浮于水面，多有恶臭。长此以往，人体的营养物质吸收障碍，损害了正常的代谢和生长发育，患者会逐渐出现体重下降、营养不良、代谢紊乱，如果患者是儿童，还会出现生长发育迟缓，身高和体重低于同龄儿的现象。

胰腺内分泌功能不全症状

如前文所述，慢性胰腺炎患者容易出现高血糖和糖尿病的症状。表现为糖尿病典型的"三多一少"的症状，即多饮、多食、多尿和体重减轻。

其他症状

有的患者由于胆管受到压迫，还可能出现全身皮肤黄染、皮肤瘙痒等症状。还有少部分患者如果合并了胰源性门静脉高压或者动脉瘤，可能会表现为消化道出血。

焦虑、抑郁

慢性胰腺炎带来的长期疼痛会对患者的心理健康产生严重的影响，特别是重度疼痛的患者，很容易出现抑郁、焦虑、睡眠障碍等心理障碍。

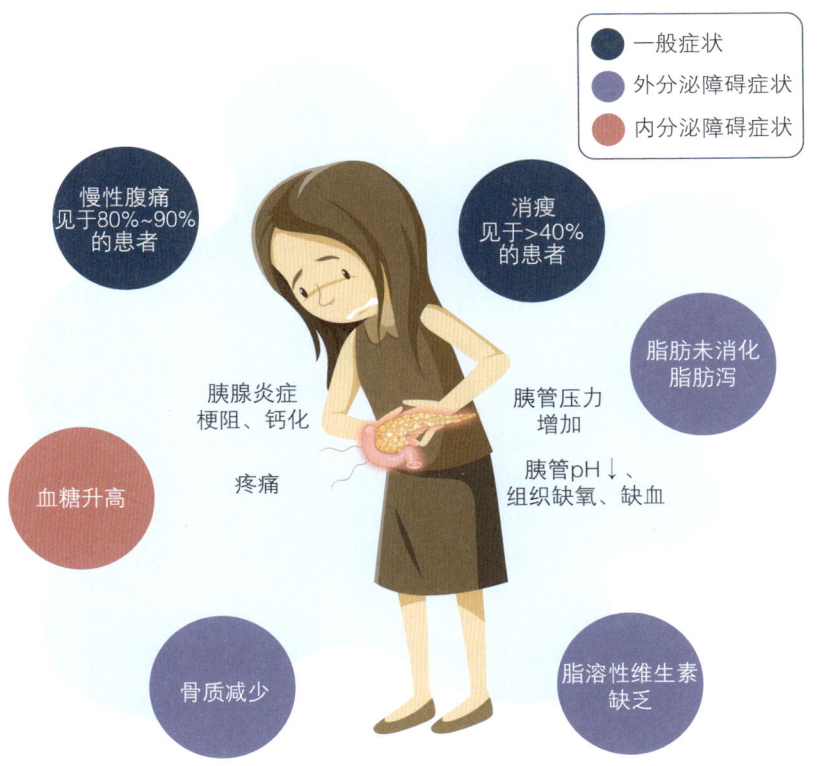

28. 慢性胰腺炎有哪些躯体表现

单纯的慢性胰腺炎患者可无任何阳性体征，急性发作时临床表现与急性胰腺炎一样，可能会引起不同的躯体表现，具体包括以下几个方面。

（1）上腹部压痛：是慢性胰腺炎患者最主要的躯体表现。慢性胰腺炎病程长，患者常出现阵发性或持续性腹痛。患者多为急性病容，疼痛部位多在左上腹、中上腹或脐周。疼痛的性质可能是刺痛、灼热或隐痛等。此外，急性胰腺炎发作时会有大量胰液渗出，渗出的胰液会刺激邻近的神经，导致剧烈疼痛。由于胰腺的位置在腹腔内比较靠后，所以患者大多采用屈膝俯卧位或者侧卧位，让胰腺远离附近的神经，从而缓解疼痛症状。

（2）腹部包块：如果慢性胰腺炎患者合并胰腺假性囊肿的话，可以在腹部触及一个光滑的包块，质地比较柔软，按压患者一般不会感到疼痛。

（3）黄疸：当胰头显著纤维化或假性囊肿压迫胆总管下段时，可出现黄疸，患者会出现全身皮肤和巩膜黄染。

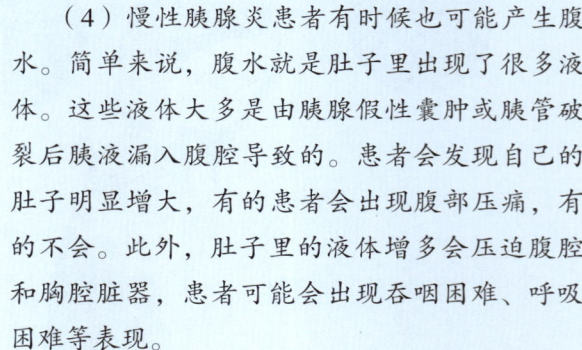

（4）慢性胰腺炎患者有时候也可能产生腹水。简单来说，腹水就是肚子里出现了很多液体。这些液体大多是由胰腺假性囊肿或胰管破裂后胰液漏入腹腔导致的。患者会发现自己的肚子明显增大，有的患者会出现腹部压痛，有的不会。此外，肚子里的液体增多会压迫腹腔和胸腔脏器，患者可能会出现吞咽困难、呼吸困难等表现。

总之，慢性胰腺炎是一种复杂的疾病，可能引起多种不同的躯体表现。如果出现这些躯体表现，应及时寻求医疗帮助，进行综合检查和治疗。

三 | 慢性胰腺炎如何诊断

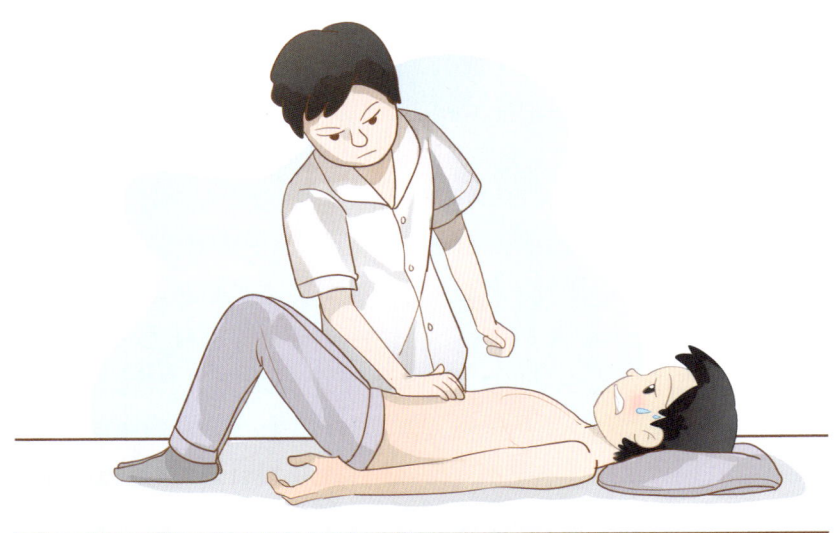

29. 慢性胰腺炎患者会出现黄疸吗

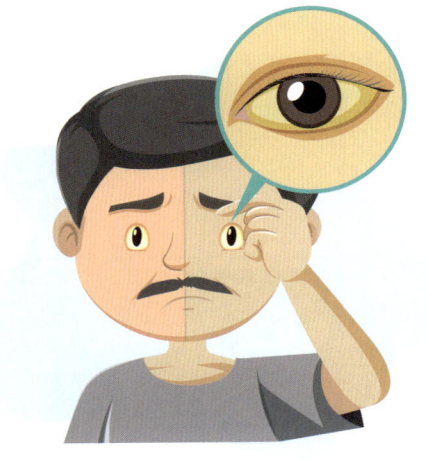

首先我们要了解什么是黄疸，黄疸的发生是由于胆红素代谢障碍而引起血清内胆红素浓度升高所致。患者可能会发现自己身上的皮肤变黄了，眼睛周围白色的巩膜，也就是我们常说的"白眼珠"也变成了黄色。部分患者还会出现皮肤瘙痒、小便颜色加深，有的甚至可能呈现像浓茶一样的颜色，而大便颜色变淡，呈现白陶土色。

那么，慢性胰腺炎的患者有可能出现黄疸吗？慢性胰腺炎患者是有可能出现黄疸的。人体结构中，胆总管和胰管共同汇合于十二指肠，有80%～90%人群的胆总管在进入十二指肠前会先经过胰腺的背面，因此当胰头发生病变增大时就会挤压到胆管，从而造成胆总管狭窄。主要原因包括胰腺炎性水肿的压迫、胰头部肿块（纤维化、钙化、肿瘤）及胰腺假性囊肿的压迫。在合并胆总管狭窄的慢性胰腺炎患者中，30%～50% 可能会出现黄疸。根据病因的不同，可分为一过性黄疸、复发性黄疸及持续性黄疸。一过性黄疸主要见于急性炎症水肿期，待水肿消退后黄疸减轻；复发性黄疸由于其反复发作可进展为持续性黄疸，主要与胰头部的纤维化及钙化有关。

对于一过性黄疸的患者，可以进行保守治疗，黄疸会逐渐消退。但对于黄疸持续不退的患者，应进行内镜治疗或手术治疗。内镜治疗方式主要包括十二指肠乳头括约肌切开术、胆管支架置入术等。手术术式包括胆总管十二指肠吻合术及胆管空肠 Roue-en-Y 吻合术。手术与内镜治疗各有优缺点。内镜操作便捷、创伤小、并发症发生率低，但远期疗效不确定；手术治疗远期疗效好，并且可以同时处理胰腺病变，但手术方式复杂，创伤大，术后短期及远期并发症多。因此，在内镜治疗和手术治疗的选择上，应结合患者的病情特点和患者的意愿综合考虑。

30. 慢性胰腺炎的疼痛有哪些类型

85%～90% 的慢性胰腺炎患者可发生腹痛，腹痛是患者最常见的症状，是患者来医院就诊最主要的原因，也是影响患者生活质量的首要因素。疼痛多发生于中上腹，常伴腰背部腰束带样放射痛，休息后可部分缓解。然而，不同患者在腹痛程度、发生频率及疼痛性质上差异性较大。在发作程度上，腹痛可表现为剧烈疼痛或隐痛不适；在发作频率上，可表现为持续性或间歇性。

根据疼痛程度、发作频率，以及检查、检验结果、是否用药等情况，国内外学者提出不同的慢性胰腺炎疼痛分型，包括 AB 分型、ABC 分型、ABCDE 分型和基于急性胰腺炎发作的疼痛分型，各分型一般对应不同的治疗方式及临床转归。

AB 分型：由 Ammann 等在 1999 年首次提出。A 型腹痛是一种短期的（通常不足 10 天）复发性腹痛，腹痛表现类似于急性胰腺炎，发作间期（几个月到 1 年以上）无腹痛；B 型腹痛是一种慢性持续性（疼痛时间＞8 小时/天）或反复频繁发作的疼痛（发作频率＞2 次/周），每次发作持续时间通常大于 2 个月。

ABC 分型：由 Brand 在 2000 年提出。A 型指反复发作的短期疼痛，发作间期至少 1 个月，且疼痛程度按 VAS 疼痛评分＞2 分；B 型指持续性疼痛（疼痛时间＞8 小时/天）或发作频繁的腹痛（发作次数≥2 次/周），且疼痛程度按 VAS 疼痛评分＞2 分；C 型指 VAS 疼痛评分≤2 分的腹痛（VAS 评分：患者对疼痛的主观评分，按照疼痛程度分为 1～10 分，0 分为无痛，10 分为剧烈疼痛）。

ABCDE 分型：2010 年 Mullady 等按照疼痛的发作频率和疼痛程度将慢性胰腺炎疼痛划分为 A、B、C、D、E 五型。A 型指间断发作的轻至中度疼痛，能够通过药物得到控制；B 型指持续的轻至中度疼痛，能够通过药物得到控制；C 型指大多时间无疼痛，偶发剧烈疼痛；D 型指持续的轻度疼痛伴数次剧烈疼痛发作；E 型指持续剧烈疼痛。

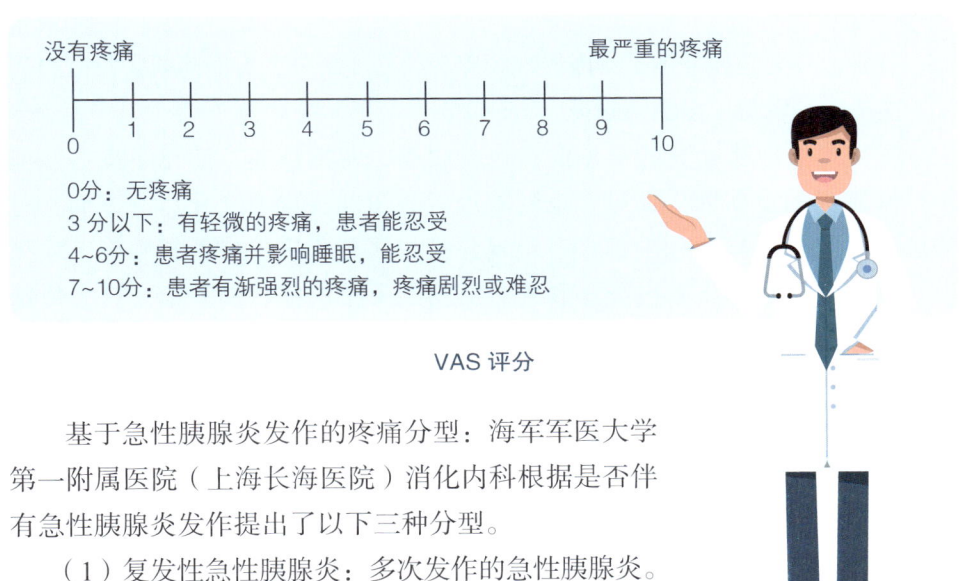

VAS 评分

基于急性胰腺炎发作的疼痛分型：海军军医大学第一附属医院（上海长海医院）消化内科根据是否伴有急性胰腺炎发作提出了以下三种分型。

（1）复发性急性胰腺炎：多次发作的急性胰腺炎。

（2）反复的腹痛发作：影像学无急性胰腺炎改变，血淀粉酶在正常值范围 3 倍以下。

（3）慢性胰性腹痛：腹痛呈持续性（疼痛＞8小时/天）或反复频繁发作（发作频率＞2次/周），每次发作时间持续2个月以上，若病程中伴有急性胰腺炎发作或腹痛发作，仍归为此类。

31. 为什么没有腹痛，医生却说是慢性胰腺炎

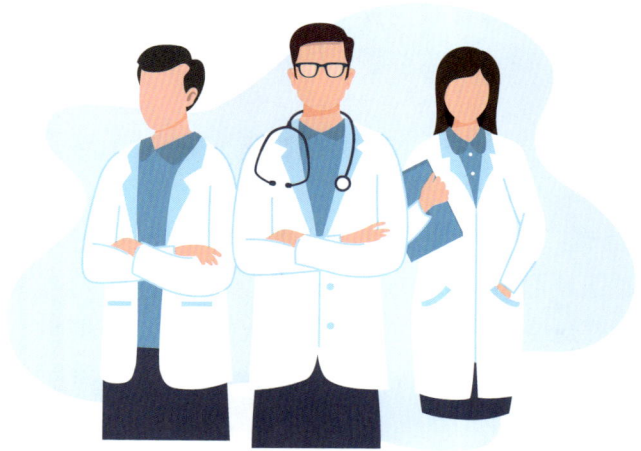

首先，有无腹痛并不是诊断慢性胰腺炎的必要条件，有腹痛或者没有腹痛都不能决定是否得了慢性胰腺炎。

其次，慢性胰腺炎的常见症状包括腹痛、背部疼痛、消化不良等，但慢性胰腺炎的症状因人而异，也随着患者病程的进展而变化。一方面，有些患者在整个疾病过程中都没有出现腹痛，属于无痛性慢性胰腺炎，这类患者通常因体检、胰腺内分泌和外分泌功能不全的症状而就诊。这类特殊的无痛性慢性胰腺炎目前并没有统一的定义，Vikesh K. Singh教授团队将无痛性慢性胰腺炎定义为因腹痛以外的症状就诊，且影像学有明确慢性胰腺炎诊断的患者。据上海长海医院发表的文章报道，我国慢性胰腺炎患者中大约7.3%为无痛性慢性胰腺炎，国外报道的文献中无痛性慢性胰腺炎占比大约是11%。这部分没有腹痛的患者可能存在胰腺内、外分泌功能损害的相关症状，即糖尿病相关的"三多一少"症状（多饮、多食、多尿和体重减轻）或胰腺外分泌功能不全相关的腹胀、大便带油、消化不良等症状，或者有的患者没有任何明显的症状，只是在体检时发现了胰管结石。另外，

患者在疾病的全过程中可能存在腹痛，但是腹痛不是持续性存在的，部分患者可能在确诊慢性胰腺炎的时候还没出现腹痛，在确诊几年后才会有急性胰腺炎发作的情况，那时候才会出现腹痛；或者部分患者曾经发作过腹痛，但是后来腹痛缓解了，很长一段时间不再出现腹痛，这时候也可以诊断为慢性胰腺炎。

因此，不管有没有腹痛，都不影响判断一个患者是不是患有慢性胰腺炎。

32. 腹痛一定是慢性胰腺炎急性发作了吗

慢性胰腺炎患者可以出现腹痛症状，但腹痛并不一定都是慢性胰腺炎相关的，也不一定是慢性胰腺炎急性发作的表现。

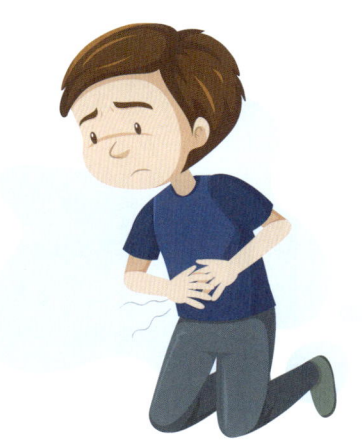

首先，腹痛有很多类型和很多原因，多数由腹部脏器（如胆囊、胰腺、肝脏和胃肠道等）疾病引起，但腹腔外疾病（如肺梗死、心肌梗死和急性心包炎等）及全身性疾病（如糖尿病酮症酸中毒、铅中毒和血卟啉病等）也可引起腹痛。急性腹痛可由急性胃炎、急性胆囊炎、急性阑尾炎、急性胰腺炎、肠梗阻、胃肠穿孔、急性心包炎、糖尿病酮症酸中毒等疾病引起，慢性腹痛可由慢性胃炎、慢性胰腺炎、溃疡性结肠炎、肠易激综合征、胃十二指肠溃疡、肝炎、尿毒症等疾病引起。因此，腹痛的病因复杂，需要仔细进行甄别，即使患有慢性胰腺炎，其腹痛也不一定是由慢性胰腺炎引起的，也有可能是合并的其他疾病引起的。

如果经过仔细甄别，腹痛的特点和以往慢性胰腺炎胰腺相关的疼痛相近，比如疼痛的诱因、疼痛的部位、疼痛的程度都与以往的胰腺疼痛类似，那么这样的腹痛可以考虑为慢性胰腺炎相关的腹痛。但需要注意的是，这种腹痛也不一定是慢性胰腺炎急性发作，慢性胰腺炎急性发作常常指在慢性胰腺炎的基础上发生了急性胰腺炎，因此，慢性胰腺炎急性发作需要满足急性胰腺炎的诊断标准，需要症状（是否存在上腹部持续性疼痛）、抽血检查血淀粉酶或脂肪酶（是否存在血淀粉酶或脂肪酶增加至正常上限值的3倍或3倍以上）、进行腹部

CT 或 MRI 检查（是否存在急性胰腺炎的影像学改变）等来进行综合判断，上述三项中符合两项才能被认为是慢性胰腺炎急性发作，否则只能考虑是慢性胰腺炎相关的腹痛。

33. 慢性胰腺炎一定会有胰腺钙化和胰管结石吗

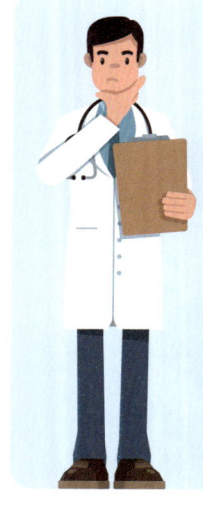

不一定。

根据既往文献报道，慢性胰腺炎胰腺钙化的比例大概为 73.2%。大约 50% 的患者在首次诊断慢性胰腺炎时会发现胰腺结石的存在；在慢性胰腺炎的发生、发展过程中，胰管结石的发生率会逐年增高，据上海长海医院发表的文章报道，我国慢性胰腺炎患者确诊后 10 年胰管结石的累积发生率为 75.2%；酒精性慢性胰腺炎的患者大约 90% 会在疾病的进展过程中出现胰腺结石。虽然并不是所有的慢性胰腺炎患者都会出现这些情况，但是胰腺钙化和胰管结石的高发性仍然困扰着广大患者。

那么，什么是胰腺钙化？什么是胰管结石呢？

胰腺钙化是慢性胰腺炎的一种病理表现，是指在胰腺实质内形成了较小的钙化灶，可能由于慢性胰腺炎、胰腺坏死、肿瘤等因素引起，它是一种病理状态，通常需要通过影像学检查来诊断。大部分情况下，胰腺钙化对身体健康没有太大的影响，但需要注意的是，胰腺钙化是肿块型慢性胰腺炎癌变的独立风险因素。因此，对于存在胰腺钙化的慢性胰腺炎患者，需要及时进行检查和治疗以减少其对身体健康的影响。

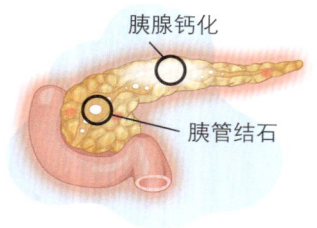

胰管结石的形成主要是由于胰管分泌物的慢性堵塞、炎症及钙化等所致。胰管结石的严重性与结石的大小有关，小的结石可能不会阻塞胰管，不会影响胰液的流出，但是较大的结石可能会阻塞胰管，阻碍胰液引流，导致胰管高压，患者因此发生急性胰腺炎，出现剧烈腹痛等。

那么，胰腺钙化和胰管结石有什么区别呢？

（1）两者发生的位置不一样。胰腺钙化是指在胰腺实质内形成了较小的钙化灶，而胰管结石通俗地讲就是胰管里面长了石头，可分为主胰管结石和分支胰管结石，胰管结石一般不会出现在胰腺实质组织里面。

（2）两者发生的形成机制有区别。胰腺钙化可能由于慢性胰腺炎、胰腺坏死、肿瘤等因素引起，其主要形成机制是变性坏死的组织中出现碳酸钙沉积；而胰管结石形成的最主要原因是慢性胰腺炎，其形成机制是胰液中的某些蛋白质分泌异常形成了微蛋白栓（也就是蛋白质沉积）及胰液中碳酸钙过饱和析出所致。

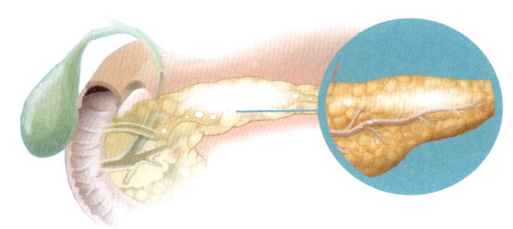

（3）两者的成分不同。胰腺钙化，顾名思义，其主要成分是碳酸钙，而胰管结石则不同。根据X线能不能穿透结石分为阴性胰管结石和阳性胰管结石，具体参见本书问题35。

（4）两者对健康的危害程度及处理策略不同。大部分胰腺钙化对身体健康没有太大的影响，但如果钙化比较广泛或者与肿瘤相关，就需要进一步检查和治疗。对于慢性胰腺炎患者中发现的胰腺钙化，还需要定期进行随访，以观察钙化是否变大，如果钙化变大影响胰液的流出，也需要进行积极的内镜或手术干预。而胰管结石常需要通过内镜治疗或者手术治疗去除结石。

另有观点认为，胰管结石是胰腺钙化的一种特殊类型，本书不做过多讨论。

总之，胰腺钙化和胰管结石都会给患者的健康带来一定程度的影响，需要仔细分析其病因，以便及时诊断和治疗。

34. 为什么会有胰管结石形成

我们常听说胆结石、肾结石、牙结石，但在慢性胰腺炎患者中，有很多人查出胰管结石，是什么原因造成的呢？结石很小很小的时候难以引起症状，身体自然没有接收到疼痛或者不舒服的信号，任由它渐渐变大，往往发现时结石已经很大很多了，这会导致严重并发症。胰管结石是慢性胰腺炎的特征性病理表现，首诊慢性胰腺炎患者中 50% 以上存在胰管结石，约 90% 的酒精性慢性胰腺炎在病程进展中会出现胰管结石。

慢性胰腺炎胰腺结石的病因迄今尚不十分明了，相关专家做了大量临床资料的研究统计工作，结果发现，胰管结石发生的危险因素可能包括长期饮酒、吸烟、胆管结石、高钙血症和遗传等。

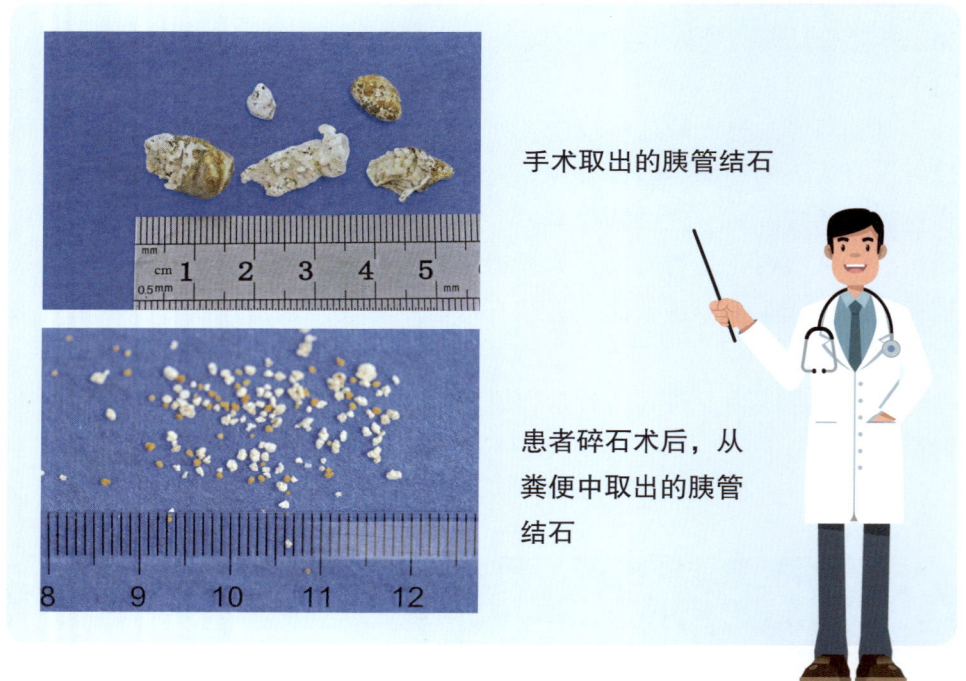

手术取出的胰管结石

患者碎石术后，从粪便中取出的胰管结石

对于胰管结石是从何而来的，首先它的形成不是一蹴而就的，而是在慢性胰腺炎病程中反复的炎症、纤维化、胰腺分泌物堆积和钙化最终导致胰腺导管结石的形成。在正常情况下，胰腺会分泌胰液，胰液中钙离子含量丰富，并且受碳酸氢盐、柠檬酸盐等的调节。当胰管畅通无阻的时候，胰液在不断地流动，胰液中盐类物质不容易沉积于胰管。一旦胰腺出现慢性炎症，腺泡不仅分泌胰液减少，而且炎症导致胰管变形、狭窄，因此胰液流出速度大大减慢，盐类物质逐渐沉积、结晶，日积月累就会形成胰腺结石。胰管内结石的出现，使管腔的空间变得更加狭小，使胰液流出更加缓慢，构成了恶性循环。

从遗传机制层面来看，胰管结石的形成目前多被认为与 *SPINK1* 基因及 *CFTR* 基因相关。功能缺失型 *SPINK1* 突变使抑制胰蛋白酶自我激活的保护机制丧失，加速胰石蛋白由可溶性向不溶性转变，进而蛋白栓形成。*CFTR* 基因突变会使得碳酸氢盐分泌能力下降，胰管内的胰液酸碱性由偏碱性逐渐朝着偏酸性状态改变，导管中蛋白样物质聚集，诱发胰管结石形成。

35. 胰管结石的成分通常是什么？何为阳性结石和阴性结石

胰管结石的成分包括无机成分和有机成分。

胰管结石的无机成分主要为钙，除此之外还含有钠、钾、铜、镁、铬、锌、钡、磷、铝、硅、钛、锰、铁、钴、镍和氯等。通常胰管结石由核心和周围外壳组成，从元素分布上来看，结石的核心主要包含钙、铁、铬、镍元素，而外壳含有以钙为主的其他17种元素。那么很多人就会联想到生活中的饮用水、矿泉水，担心水质不好会不会导致结石。这里要指出水垢的主要成分虽然是碳酸钙、碳酸镁等不溶于水的物质，但是进入人体后，

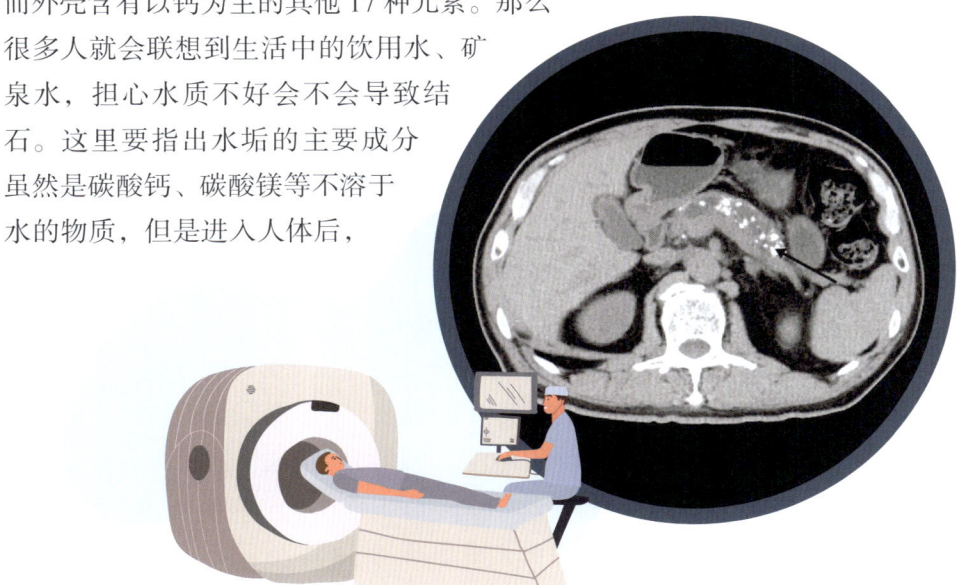

部分被分解；不能被分解的那些，会经肠道随粪便排出。而且水垢中的钙、镁离子含量有限，远远达不到形成结石的浓度。水质的软硬度，对结石的发生率也没有明显影响。

胰管结石的有机成分主要是胰石蛋白，其次还包含乳铁蛋白、淀粉酶、胰腺外分泌细胞碎片等。人体在正常情况下本身就有这些物质存在，比如胰石蛋白是由胰腺腺泡细胞分泌的一种蛋白质，不仅在胰腺细胞的分泌颗粒中大量存在，而且胰管腔内的分泌物中也存在胰石蛋白。乳铁蛋白，这是一种糖基化蛋白，广泛分布于人、哺乳动物乳汁和其他多种组织及其分泌液中（包括泪液、精液、胆汁、滑膜液等内外分泌液，以及中性粒细胞），由于乳汁中含量较高加上与铁离子亲和力高而得名。

> 那么，这些有机成分是怎么和结石纠缠在一起的呢？
>
> 胰管结石出现胰石蛋白很有可能是因为胰石蛋白参与形成螯合钙抑制碳酸钙结晶化。当长期嗜酒或营养不良等因素存在时，胰石蛋白分泌减少，胰液中过饱和的碳酸钙不再受其抑制而形成结晶沉淀。这些碳酸钙结晶的特点是表面的电位活性高及网络状结构表面积大，它可以沉淀于脱落的上皮细胞、黏膜、胰酶及非酶的胰铁蛋白等。结石形成的蛋白网架也可以由乳铁蛋白组成，它可结合铁、铜、钙离子等。有的淀粉酶是以钙离子为必需因子并作为稳定因子和激活因子存在的。当一些金属离子通过吸收沉淀到蛋白网架上，经过一定时间的沉积，就会形成结石。因此，胰管结石中存在胰石蛋白、淀粉酶、胰腺外分泌细胞碎片等物质。

依据影像学特征将胰管结石分为阳性结石和阴性结石。以钙盐为主要成分的是 X 线不可穿透的阳性结石，以蛋白栓成分为主的是 X 线可穿透的阴性结石。绝大部分（>95%）胰管结石为阳性结石。在临床上还有另一种胰腺结石的分类，即真性结石与假性结石。这种分类与阳性、阴性的分类不同，是根据结石所在人体的部位不同而定义的。真性结石是指主胰管结石，好发于主胰管内距离十二指肠乳头 2～4 cm 的位置，原因可能是这个位置往往是主胰管与副胰管交接的位置。假性结石就是分支胰管内钙化石，这种类型的结石在主胰管中往往没有大块结石，部分患者存在胰腺实质钙化，或者仅有微小结石分布在小管道中。

36. 什么是胰腺外分泌功能不全

就诊时，很多患者都会从医生口中听到"胰腺外分泌功能不全"。想要了解胰腺外分泌功能不全，我们需要先了解什么是胰腺的外分泌功能。胰腺是人体内仅次于肝脏的第二大腺体，可分为外分泌腺和内分泌腺两部分。其中外分泌腺发挥着胰腺的外分泌功能，外分泌腺由腺泡和腺管组成，腺泡分泌胰液，胰液中含有胰蛋白酶、脂肪酶、淀粉酶等消化酶。这些消化酶可对糖类、脂肪和蛋白质等人体必需的营养物质进行分解和消化。简单来说，胰腺外分泌功能很重要的作用就是帮助人体进行食物的消化。当我们知道了什么是胰腺的外分泌功能后，胰腺外分泌功能不全就比较好理解了。顾名思义，胰腺外分泌功能不全就是消化酶帮助人体消化食物的能力下降。而造成这种情况出现的原因是消化酶分泌减少或消化酶分泌不同步，导致不能有效地消化和吸收重要的营养物质，从而出现了消化和吸收不良等影响身体健康的各种症状。

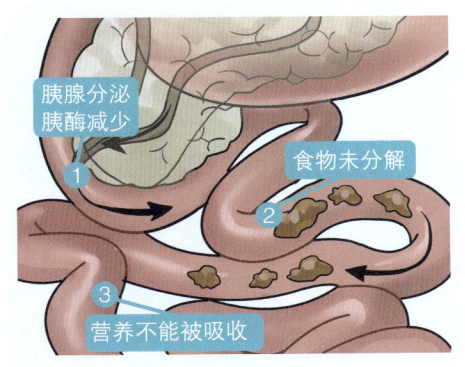

胰腺外分泌功能不全

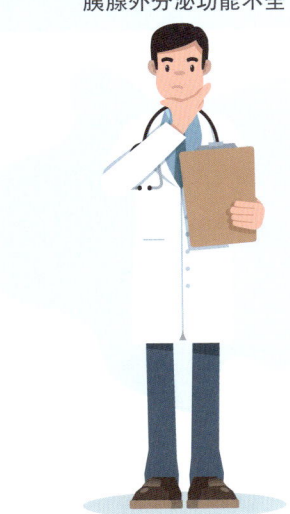

慢性胰腺炎是造成胰腺外分泌功能不全最常见的病因。我们可以将胰腺外分泌腺比作一个加工厂，消化酶是燃料，而慢性胰腺炎是破坏燃料的"元凶"。由于"元凶"的破坏，导致燃料减少，影响了食物的消化。随着"元凶"越来越"强大"，破坏的燃料越来越多，我们吃下的食物不能得到很好的消化和吸收，最后身体不堪重负出现了各种消化和吸收不良的症状。研究显示慢性胰腺炎确诊时胰腺外分泌功能不全发病率为36%，5年后约为60%，后期慢性胰腺炎的胰腺外分泌功能不全发生率可达 100%。

胰腺外分泌功能不全患者的症状因胰腺外分泌功能不全的程度和病因而异。典型的临床表现有腹痛、腹胀、体重减轻、腹泻和脂肪泻等。除以上症状外，还会导致患者出现营养不良及其他相关问题，如骨质疏松症和心血管事件的发生。

37. 什么是脂肪泻？慢性胰腺炎患者为什么会出现脂肪泻

什么是脂肪泻呢？脂肪泻是由各种疾病所导致的粪便中脂肪含量增加，是脂肪吸收不良的临床特征之一。脂肪泻患者可表现为大块、苍白、恶臭的油性粪便，大便次数可增加到数次或十余次不等，这些脂肪便往往漂浮在马桶中，通常也难以冲洗。在早期阶段，脂肪泻可能无症状且不被注意。患者还具有脂肪吸收不良的其他非特异性表现，如腹泻、腹部不适、腹胀和体重减轻等。儿童可能出现生长障碍和青春期延迟。在严重的情况下，会出现明显的皮下脂肪减少和肌肉萎缩。同时，脂肪泻往往会导致患者丢失大量的营养物质，常常会导致脂溶性维生素（维生素 A、维生素 D、维生素 E、维生素 K）的缺乏。

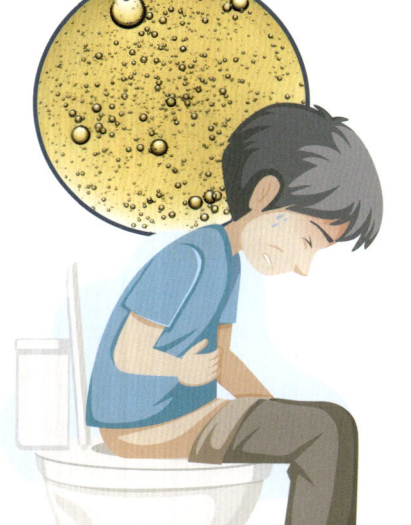

有很多慢性胰腺炎的患者发现自己出现了脂肪泻，那么慢性胰腺炎为什么会导致脂肪泻的发生？慢性胰腺炎是造成胰腺外分泌功能不全最常见的病因，而胰腺外分泌功能不全会导致消化酶的减少，其中胰脂肪酶负责脂肪的分解和消化，因此胰脂肪酶的减少导致了慢性胰腺炎患者脂肪消化和吸收能力的下降，从而导致无法被吸收的脂肪随粪便一起排出。同时，由于慢性胰腺炎患者的消化和吸收能力下降，导致患者无法摄入足量的营养物质，从而出现了消瘦、营养不良、代谢紊乱、骨质疏松和生长发育迟缓等一系列临床症状和问题。

38. 什么是胰腺内分泌功能不全

胰腺内分泌功能不全是指胰腺内分泌组织损伤导致内分泌功能破坏，发生糖耐量受损或糖尿病等内分泌功能紊乱的情况。如果不明原因地出现口渴多饮、易饥多食、尿量增加和体重减轻等情况，应警惕是否发生了胰腺内分泌功能不全。

一般情况下，正常人空腹血糖 < 6.1 mmol/L，餐后 2 小时血糖 < 7.8 mmol/L。空腹血糖是指在隔夜空腹（至少 8 ~ 10 小时未进任何食物，饮水除外）后，早餐前采血检测出的血糖值，是内分泌功能检测最常用的指标。

根据实验室检查结果，内分泌功能不全的程度可以分为以下三类。

（1）空腹血糖受损状态：当空腹血糖轻度上升到 6.1 ~ 7.0 mmol/L，而餐后 2 小时血糖依然在 < 7.8 mmol/L 的正常范围时，称为空腹血糖受损。

（2）糖耐量减低状态：当空腹血糖轻度升高但仍然 < 7.0 mmol/L，餐后 2 小时血糖上升到 7.8 ~ 11.1 mmol/L 时，表明人体对血糖调节的耐受力下降，称为糖耐量减低（IGT）。

（3）糖尿病：当空腹血糖明显上升至 ≥ 7.0 mmol/L，或者餐后 2 小时血糖 ≥ 11.1 mmol/L，或者这两种情况同时存在时，就可以诊断为糖尿病。

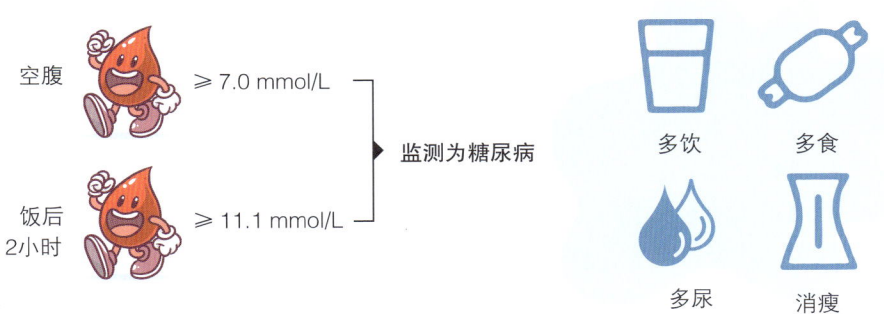

胰腺内分泌功能不全是慢性胰腺炎患者常见的并发症。因此，既往存在胰腺病史或有吸烟、饮酒等行为可能造成胰腺损伤的患者应重视自己的血糖监测。除了空腹血糖或糖化血红蛋白（HbA1c），还可通过标准的 75 g 口服葡萄糖耐量试验精准评估内分泌功能状况。特别需要注意的是，继发于胰腺损伤的糖尿病与常见的 2 型糖尿病，尽管两者无论是发病原因还是疾病特点都有本质区别，但目前在临床上仍然难以鉴别，因此发现血糖升高时需要进一步检查以明确原因，这样才能更好地实现血糖管理。

39. 慢性胰腺炎一定会引起糖尿病吗

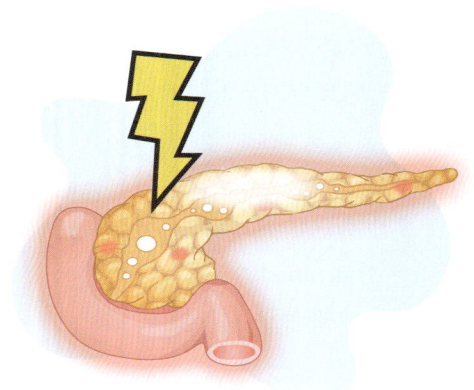

炎症慢性化、纤维化

不一定。慢性胰腺炎中糖尿病患者约占 25%，但随着慢性胰腺炎病程逐渐延长，最终发生糖尿病的可能性可达 80%。我们知道 1 型糖尿病的特点是由于体内存在着大量胰岛 β 细胞抗体，导致胰岛素分泌绝对缺乏。2 型糖尿病是因为肥胖、饮食结构不当等导致胰岛 β 细胞分泌胰岛素的量相对不足或胰岛素抵抗，使血液中的葡萄糖无法被利用，血糖水平升高。那么，继发于慢性胰腺炎的糖尿病是如何发生的呢？

慢性胰腺炎是一种胰腺慢性炎症和进行性纤维化疾病，也是导致胰腺损伤相关糖尿病最主要的原因。慢性胰腺炎大多是由急性胰腺炎反复发作形成，在最初的急性胰腺炎发生时，机体由于受到短暂的应激和损伤，会出现血糖一过性升高。随着病程进展，胰腺实质逐渐被炎症细胞浸润和纤维组织替代。炎症的慢性刺激和纤维化造成的机械挤压破坏胰岛细胞，使胰岛素、胰高血糖素、胰多肽等激素分泌紊乱，患者逐渐出现糖代谢异常，最终导致糖尿病的发生和进展。然而，并不是所有的慢性胰腺炎患者一定会发生糖尿病，但是可以明确的是，慢性胰腺炎患者发生糖尿病的概率会大大高于没有胰腺损伤的患者，并且其患病率随慢性胰腺炎病程的延长而升高。

由于尚缺乏将这种特殊类型的糖尿病与其他类型糖尿病区分开的有效方法，慢性胰腺炎相关糖尿病的患病率仍然被极大地低估了。随着医疗水平的提高，越来越多的慢性胰腺炎患者被诊断，这也意味着，越来越多继发于慢性胰腺炎的糖尿病浮出水面。这也将推动这一特殊类型糖尿病的临床治疗方案的合理制订。

40. 什么是3c型糖尿病

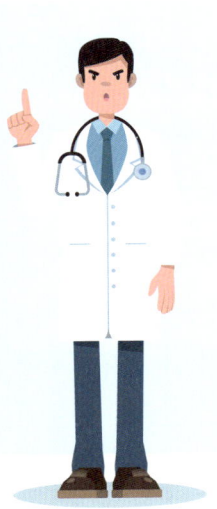

糖尿病并不是非"1"即"2"，还有第三种可能，那是一类特殊类型的糖尿病。这类特殊的糖尿病，又称胰源性糖尿病，按致病原因又可分为8个亚类，分别以字母a、b、c等表示。其中，继发于胰腺外分泌疾病的胰源性糖尿病被归类为3型c类（又称3c型糖尿病）。3c型糖尿病的病因包括各种导致胰腺广泛损伤的疾病，如急、慢性胰腺炎，胰腺创伤，胰腺切除术，胰腺肿瘤，囊性纤维化等。其中，慢性胰腺炎是最常见的病因，占比达79%。

3c型糖尿病在糖尿病中的占比约为9%，其发病率几乎是1型糖尿病的2倍，但超过90%的患者被误诊为2型糖尿病。相较于更为常见的2型糖尿病，3c型糖尿病的"特殊之处"还在于诊断时患者有着更高的血糖水平，血糖波动幅度大且难以控制，并且血糖调节机制更加复杂。这是由于胰岛细胞受损后胰高血糖素等血糖调节激素反馈分泌不足，且慢性胰腺炎可影响食物消化和吸收，使肠促胰岛素如葡萄糖依赖性胰岛素释放肽（GIP）和胰高血糖素样肽-1（GLP-1）的产生减少，从而减少对β细胞分泌胰岛素的刺激。在并发症方面，3c型糖尿病患者发生严重低血糖事件的概率是2型糖尿病患者的5倍，因心血管并发症、肿瘤、感染等导致的全因死亡率是2型糖尿病患者的1.5倍。这也提示我们对3c型糖尿病需要给予更多的重视。

那么，3c 型糖尿病如何诊断呢？诊断 3c 型糖尿病的关键在于以糖尿病诊断为基础，明确其是否继发于胰腺疾病，同时又需与其他类型的糖尿病相鉴别。但目前没有统一的诊断标准来诊断 3c 型糖尿病。目前国际上普遍认同的诊断标准如下。

主要诊断标准（需全部满足）

① 胰腺外分泌功能不全；② 影像学提示胰腺异常；③ 无 1 型糖尿病相关的自身免疫指标，如抗胰岛素抗体、抗谷氨酸脱羧酶抗体等。

次要诊断标准（只需部分满足）

① β 细胞功能受损；② 无显著的胰岛素抵抗；③ 肠促胰岛素，如胰高血糖素样肽-1（GLP-1）、葡萄糖依赖性胰岛素释放肽（GIP）等分泌障碍；④ 血清脂溶性维生素（维生素 A、维生素 D、维生素 E 或维生素 K）水平降低。

但事实上，在实际工作中上述的检测方法仍然难以判断糖尿病与胰腺外分泌疾病之间的因果关系。虽然可以根据是否具有 1 型糖尿病相关的自身免疫指标来排除 1 型糖尿病，但 2 型糖尿病与 3c 型糖尿病的鉴别相对困难。因此，在临床运用时，常以糖尿病相对于慢性胰腺炎发生的时间点作为判断糖尿病是否继发于慢性胰腺炎的标准。

例如：① 在第一次诊断胰腺炎后至少 90 天确诊的糖尿病为 3c 型糖尿病；② 在确诊慢性胰腺炎前 2 年内或者确诊慢性胰腺炎后发生的糖尿病为 3c 型糖

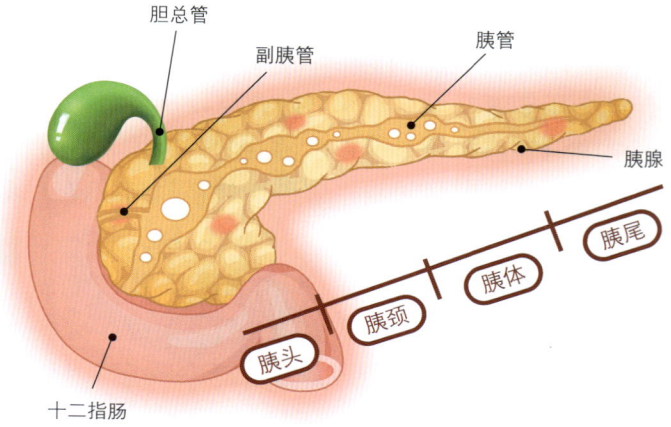

尿病；③ 在确诊糖尿病前 3 个月到 4 年内有胰腺炎病史的为 3c 型糖尿病等。但是这样仍然无法完全避免将 2 型糖尿病与 3c 型糖尿病混淆。

未来可以通过混合膳食测试评估继发于慢性胰腺炎的糖尿病患者进食前后胰腺功能及胃肠道激素水平的变化，以及通过监测多种胰腺和肠道激素水平来揭示 3c 型糖尿病与 2 型糖尿病的差异，或许有助于两者的鉴别。

41. 糖尿病患者容易患慢性胰腺炎吗

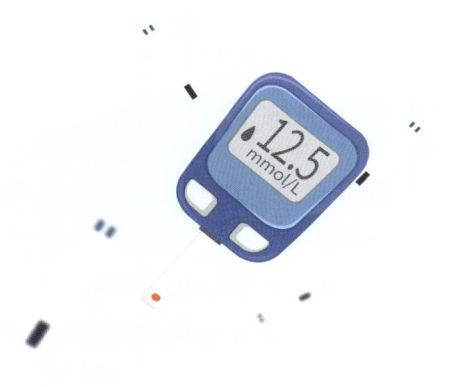

糖尿病是一种常见的内分泌代谢疾病，是人体内无法产生胰岛素或者胰岛素无法被其他器官所利用而引起的以血糖升高为表现的一系列病症。而慢性胰腺炎是相对不常见的消化系统疾病，是在酒精、吸烟等一系列因素的影响下胰腺发生炎症，使胰腺井井有条的组织结构发生改变，最终引起胰腺内、外分泌功能障碍。根据目前的调查研究发现，慢性胰腺炎患者中 25%～80% 患有糖尿病，看似相去甚远的两种疾病却联系紧密，那么，糖尿病患者容易患慢性胰腺炎吗？

事实上，糖尿病患者是容易得胰腺炎的，与没有糖尿病的人群相比，糖尿病患者因胰腺炎发作而住院的风险增加了 73%。胰腺像一位"隐世高人"，隐于人体腹腔最后面，不显山露水，却同时兼顾内、外分泌两大功能。胰腺内分泌细胞相互簇拥形成"小岛"，我们称之为胰岛，主要负责调节血糖，糖尿病与慢性胰腺炎也因胰岛这一桥梁相互影响。一方面，随着患糖尿病的时间越长，越容易导致胰腺损伤，因此糖尿病患者较普通人群容易患慢性胰腺炎，有研究表明糖尿病导致慢性胰腺炎的并发症风险增加。另一方面，糖尿病患者常常伴有肥胖、高血脂等，这些因素会使体内的脂肪找不到正确的"家"而聚集在胰腺这一"工厂"内，从而影响胰腺正常加工输出胰岛素、胰酶等"货物"，最终导致胰腺工厂瘫痪，进而造成胰腺炎的发生。在这双向的关系中，慢性胰腺炎导致的胰腺细胞破坏也会影响胰岛素的分泌，进而导致

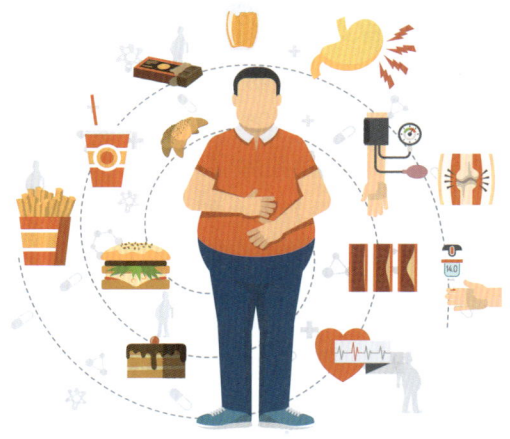

糖尿病的发生。

因此,我们必须加强预防和监控措施。对于糖尿病患者,应定期检查血糖,肝、肾功能等指标,积极控制糖尿病。慢性胰腺炎患者应根据病情定期复查,控制病情发展。在平时生活中,也要注意饮食、控制血脂、作息规律,保证身体健康。

42. 慢性胰腺炎并发症有哪些

慢性胰腺炎是一种患病时间可长达几十年的疾病,在多年的疾病进展中,会有一系列不容小觑的并发症随之出现,给患者的工作和日常生活带来不小的影响。慢性胰腺炎不仅会对胰腺本身及胰腺周围造成结构和功能上的影响,还会造成全身其他看似不相关的部位异常。本文将对慢性胰腺炎各类常见并发症作基本阐述,以供读者了解。

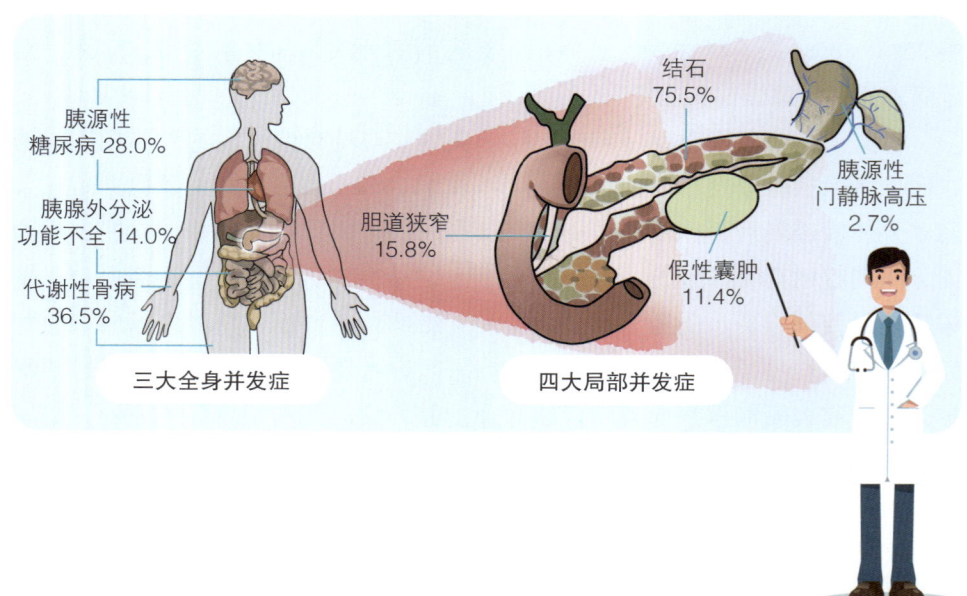

局部并发症：具体如下。

（1）胰管结石：是慢性胰腺炎最典型的表现，高达 75.5% 的患者会出现胰管结石。胰腺出现慢性炎症会导致胰液分泌减少和胰管变形、狭窄，胰液流动不畅，使胰液中物质沉积形成胰管结石。结石的产生与年龄、长期吸烟、体重指数（BMI）等有密切关系。胰管结石常导致腹痛，严重影响患者生活，一经确诊需及早治疗。

（2）胰腺假性囊肿：通常是由急性或慢性胰腺炎或者胰腺损伤（胰腺外伤或手术损伤）造成，炎症或外伤破坏胰腺组织，导致原本只在胰管内流动的胰液漏了出来，在胰腺周围积聚，经过一段时间后，损伤部位的胰腺组织增生，将周围的积液包裹起来，形成囊肿。假性囊肿是慢性胰腺炎最常见的并发症之一，大约有 18% 的患者患有这种并发症。

（3）胆总管狭窄：由于胆总管进入十二指肠前穿越胰腺背侧，因此，当胰腺头部由于疾病发生变形、挤压胆管时，可造成胆总管狭窄，造成交通堵塞。胆总管狭窄是慢性胰腺炎的常见并发症，可能导致肝功能异常、胆管炎等，严重时可进展为胆汁性肝硬化。

（4）胰源性门静脉高压：胰源性门静脉高压是指胰腺疾病导致胰腺周围血管（脾静脉等）被挤压或血管内堵塞，导致血液不能正常通过，造成邻近的门静脉压力升高。胰源性门脉高压患者大多数症状不明显，但胃镜下可发现胃底静脉曲张，仅少部分患者会发生突发的消化道大出血。

全身并发症：具体如下。

（1）胰腺外分泌功能不全：是指由于胰酶分泌不足或胰酶分泌不同步而导致患者出现消化和吸收不良等症状。胰酶是帮助肠道消化蛋白质、脂肪、淀粉等营养物质的消化酶，当它分泌减少至无法维持正常消化功能时，患者可能出现营养不良、体重下降、脂肪泻和骨质疏松等症状。

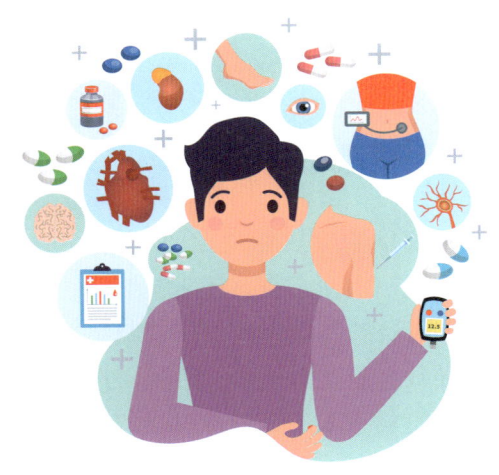

（2）3c 型糖尿病：又称胰源性糖尿病，跟普通糖尿病不同的是，它是由胰腺疾病损害胰岛细胞造成，随着

细胞损伤增多，调节血糖的关键因子胰岛素和胰高血糖素分泌不足，血糖调节功能变差，导致低血糖和高血糖循环出现。慢性胰腺炎是 3c 型糖尿病最常见的病因。

（3）骨质疏松：是慢性胰腺炎常见并发症之一，由外分泌功能不全、慢性炎症、吸烟及饮酒等多种因素引起，发病率约 17%。骨质疏松会增加患者发生骨折的风险，由于其在早期时表现比较隐蔽，被发现时多已发展到较为严重的阶段，一旦出现骨折，将不易恢复且致残率高。因此，有骨质疏松风险的慢性胰腺炎患者应定期评估骨健康，及时采取预防措施。

43. 什么是胰腺假性囊肿

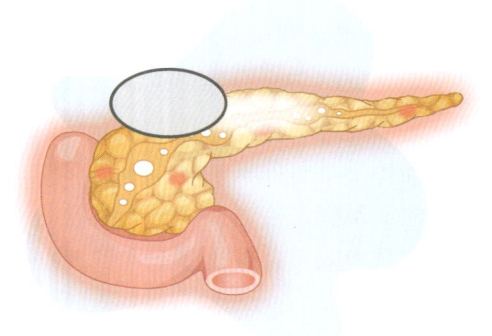

经常有患者来咨询什么是"假性囊肿"，胰腺假性囊肿并不是某种癌症或肿瘤，而是由于急/慢性胰腺炎发作或者胰腺损伤（胰腺外伤或手术损伤）导致胰管破裂，胰管内的胰液流出，与受损坏死的组织在胰腺周围积聚，经过一段时间后，积液和坏死胰腺组织被腹膜、网膜或炎性纤维组织包裹起来，形成囊肿。与真性囊肿不同，假性囊肿由炎症或外伤造成，它的囊壁没有上皮细胞，因此囊壁较薄，囊内液体多呈棕-红-黑浑浊色，密度接近于水；而真性囊肿可能是肿瘤性或单纯性囊肿，囊内多为黏液。

假性囊肿是慢性胰腺炎最常见的并发症之一，患病率约为 18%，且男性风险高于女性。假性囊肿的症状包括从无症状到因并发症而导致的各种症状：间歇发作或持续性的腹痛、腹胀、恶心、呕吐、腹部包块、黄疸、畏寒发热、消化不良、体重下降等。当囊肿较大时，可能会压迫脾静脉/门静脉，导致脾静脉血栓、门静脉高压及假性动脉瘤，脾静脉血栓和门静脉高压可导致上消化道出血，患者常在饮酒或吃粗糙食物后大量呕血，需要立即进行内镜或手术干预。此外，囊内出血和假性囊肿的突然破裂也可导致休克，甚至致命。

假性囊肿的诊断主要依据临床表现和影像学检查。目前诊断假性囊肿常用的影像学方法包括超声、CT、磁共振（MRI）等，其中 CT 和磁共振准确率较高。如果影像学检查无法区别假性囊肿与真性囊肿，可以采用穿刺活检的方法。

44. 什么是胆总管狭窄

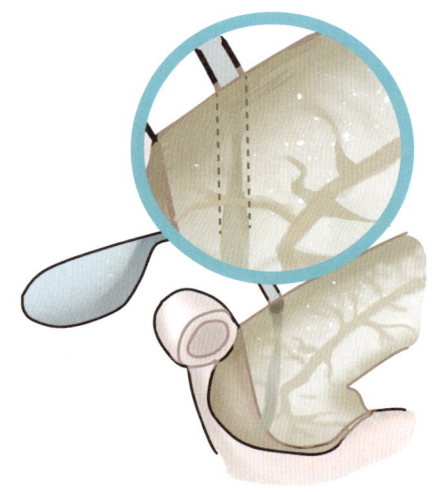

胆总管由来自肝脏的肝总管和来自胆囊的胆囊管汇合而成，它穿过胰腺，与胰腺内的导管合二为一，最终通往到十二指肠。它的作用是将胆囊和肝脏内的胆汁全部送到十二指肠，帮助肠道消化和吸收脂肪。由于胆总管上通肝脏、胆囊，中穿胰腺，下达十二指肠，因此肝、胆、胰、十二指肠疾病都有可能引起胆总管狭窄，常见病因有肝内胆管结石、急性化脓性胆管炎、肝癌、胆管癌、胰头癌、十二指肠乳头癌等。

慢性胰腺炎也是胆总管狭窄的重要原因之一。由于在进入十二指肠前，胆总管的中段被胰腺组织所包围，当慢性胰腺炎导致胆总管周围的胰腺组织发生纤维化和炎症时，身处其中的胆总管难免受到挤压，从而变得狭窄。如果胆总管狭窄程度比较严重，可能会导致胆汁不能顺利地流入肠道，而是滞留在肝脏和胆囊内，对肝脏和胆管造成损伤。

据上海长海医院统计，约有 15% 的慢性胰腺炎患者患有胆总管狭窄，其中接近一半的患者会出现相关症状。最常见的症状是黄疸，即全身皮肤、黏膜及巩膜、小便呈黄色，可能同时伴有皮肤瘙痒的现象。胆管炎也是相关症状之一，患者常出现发热、寒战和黄疸，且右上腹部有持续性疼痛，一阵一阵地加重，通常伴随恶心、呕吐。还有一小部分患者无上述不适症状，而是出现肝功能异常，表现为肝功能检查中的碱性磷酸酶（ALP）或丙氨酸氨基转移酶（ALT）水平升高。

如胆总管狭窄程度严重，应及时进行治疗。长期胆总管狭窄可能造成狭窄上方的胆管扩张。此外，胆总管狭窄造成胆汁在肝内滞留，对肝细胞造成损伤，严重者可引起胆汁性肝硬化，造成肝功能严重下降，可能危及生命。

45. 什么是主胰管狭窄

要想知道什么是主胰管狭窄，首先，我们要知道什么是主胰管。主胰管横穿整个胰腺，在胰头部位与胆总管合并，共同通往十二指肠乳头。从胰尾至胰头，主胰管通过相连的分支胰管不断收集胰腺产生的胰液，将胰液运输到十二指肠帮助食物消化。胰液中含有大量胰酶，对糖、脂肪、蛋白质的消化吸收有非常重要的作用。主胰管狭窄可能由先天或后天性疾病引起，先天性原因主要是由于胰腺发育不全和解剖位置变异引起，而后天原因可能有慢性胰腺炎、车祸伤、医源性损伤、癌症组织压迫、胰管结石等。

在慢性胰腺炎患者中，由于主胰管周围胰腺组织长期的慢性炎症和纤维化，主胰管变得狭窄。轻度的主胰管狭窄通常不会引起患者出现临床症状，但随着狭窄程度加重，最终可能会造成主胰管梗阻、狭窄处上游胰管扩张、胰液堆积、引流不畅，进而造成胰管内压力增高，引起腹痛、腹胀等一系列症状，严重者可能发生急性胰腺炎。

主胰管狭窄的诊断主要依赖于影像学检查和内镜检查。常用影像学检查项目为 CT 和 MRI，这两项检查可以初步判断狭窄情况。如果想要进一步明确

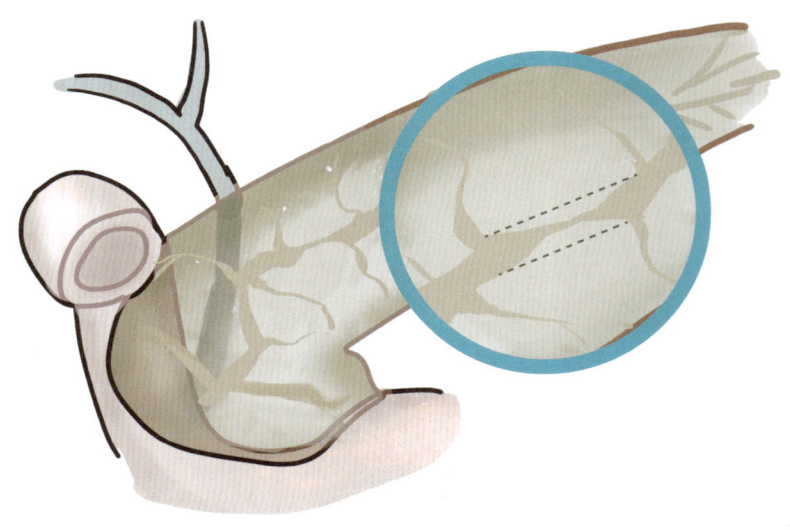

主胰管狭窄位置、原因和程度，可以采用磁共振胰胆管成像（MRCP）进行诊断，MRCP对胆管、胰管病变的诊断较为灵敏。若还是诊断困难或需要治疗，则可接着使用内镜逆行胰胆管造影术（ERCP）进行诊断和同步治疗。

46. 慢性胰腺炎通常需要做哪些影像学检查

慢性胰腺炎的诊断往往依赖于病史和影像学检查，目前慢性胰腺炎诊断常用的影像学检查方法有B超、计算机断层扫描（CT）、磁共振成像（MRI）、正电子发射计算机断层显像（PET/CT）、超声内镜（EUS）、超声内镜下细针穿刺（EUS-FNA）等，最常采用的是CT或MRI增强检查。这些检查可以直观地体现胰腺的形态改变，包括胰腺实质钙化、胰管的狭窄或扩张、胰腺结石等，同时还能明确并发症（如胰腺假性囊肿、胰源性门静脉高压等）的发生情况及与胰腺肿瘤等疾病进行鉴别等。

CT、MRI

对于慢性胰腺炎患者而言，CT和MRI的灵敏度（75%～78%）和特异性（91%～96%）都比较高，推荐首选这两项检查。这两项检查都是通过连续的横断面成像发现胰腺的病变，比如胰腺钙化、胰管结石等。通俗地讲，就是像切土豆片一样，把检查的部位切成一片片来看，而这个切片的厚度仅为几毫米。

CT和MRI都可分为平扫和增强两种类型，采用增强检查可以更好地显示胰腺的情况。平扫检查较为简单，患者只需平躺于检查床上，配合医生指令进行憋气、换气，一般10分钟左右即可完成检查。增强检查是在平扫的基础上，额外再从静脉注射造影剂，可以更清楚地观察各脏器和病变组织的情况。增强检查后建议患者多饮水，加快造影剂的排泄，一般24小时后大部分即可排出。

CT和MRI除了工作原理不同外，两者最大的区别是MRI没有辐射，CT检查虽然有辐射，但许多研究都表明CT检查的辐射是在人体安全剂量范围内的。此外，MRI检查过程中的噪声比较大，需要佩戴耳罩或耳塞。由于CT和MRI是相对封闭的仪器，部分患者可能会在检查时感觉紧张、呼吸不畅，这种情况下需要及时和医生进行沟通。

超声

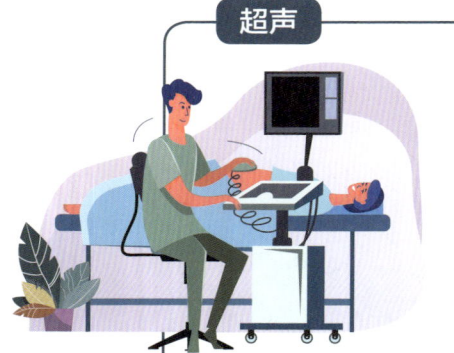

部分慢性胰腺炎患者没有腹痛、急性胰腺炎发作等任何症状，他们常常是在体检时通过腹部超声发现胰管结石等胰腺病变，从而怀疑或确诊慢性胰腺炎。超声的特点是操作简便、对人体无损伤、无放射性、价格低廉，并可多角度观察，能较好地显示胰腺内部结构、胆管有无结石和扩张等。超声的局限性是视野小，即观察的范围小，同时容易受胃肠道内气体多少及体型胖瘦的影响（如果患者较胖或腹胀的时候，则观察效果不佳），并且超声检查受操作者个体影响较大。由于上述原因，超声诊断慢性胰腺炎的准确率往往低于CT、MRI等检查。

其他检查

若综合患者的病史、临床表现高度怀疑慢性胰腺炎，但通过CT或MRI的检查无法确诊，可以进行磁共振胰胆管成像、超声内镜等检查。磁共振胰胆管成像安全、无创，是观察胰胆管形态的良好手段，并且能直接显示病灶，但其检查费用比较高。超声内镜和以上提到的几种方式不同，它是侵入性的检查，详见本书问题50。

47. 多层螺旋 CT 和 MRI 增强检查如何选择

随着现代科技的发展，CT 和 MRI 检查已经进入了各级医院，成为人们经常听到的检查手段之一，对于慢性胰腺炎患者来说，这两种检查方式也是非常重要的。

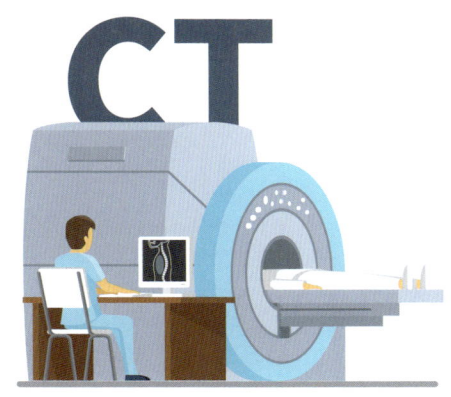

CT 平扫对于发现胰腺内结石或钙化较敏感，但总体来说胰腺 CT 平扫较易造成胰腺疾病的误诊和漏诊。胰腺高分辨率多层螺旋 CT 扫描将薄层、多期、三维后处理优化整合于一体。胰腺 CT 多期动态扫描包括动脉期、胰腺实质期和门脉期。动脉期胰腺实质强化不明显，主要评估胰腺周围的重要动脉；胰腺实质期可以获得正常胰腺组织和病灶间的最佳对比度；最后一期为门脉期，此期正常胰腺实质内造影剂基本退出，若此时仍可见局灶性强化多为纤维组织的延迟强化，此期也可评估肝脏，比如对于慢性胰腺炎怀疑癌变时，可以帮助判断肝脏转移情况。薄层、多期的横断面原始图像可以进行三维后处理，可以从不同角度显示病变的特征。综上所述，胰腺高分辨率多层螺旋 CT 增强检查可以提高病灶的检出率，反映病灶血供的特点和内部特征，有利于疾病的定性诊断，有助于治疗策略的制订。因此，当患者 CT 增强检查无禁忌证时，最好选择胰腺高分辨率多层螺旋 CT 增强扫描。

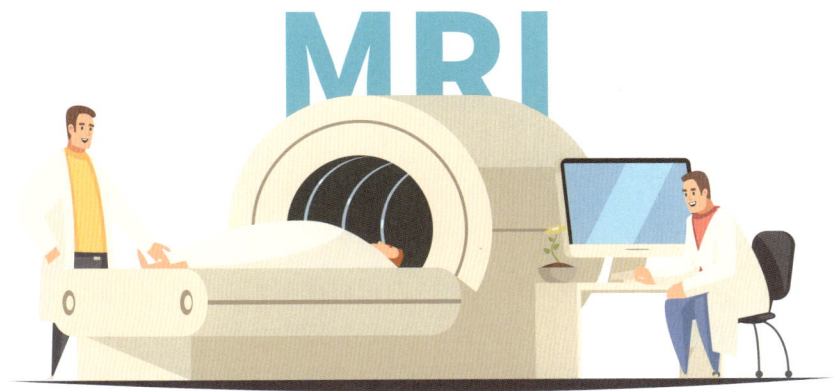

MRI 增强检查对慢性胰腺炎的诊断具有独特优势，具体表现在：脂肪抑制技术、三维动态 MRI 增强技术和磁共振胰胆管成像（MRCP）技术。脂肪抑制技术减少了相位伪影，增加了胰腺信号强度。三维动态增强扫描能清晰显示胰腺组织的血供特点及与周围结构的关系。磁共振胰胆管成像可以完整地显示胰胆管树的结构，清晰地显示胰管和胆管系统的细微结构，对观察胰管特征非常有益。

以上两项检查均为无创检查，各有优缺点。多层螺旋 CT 扫描速度快，经济而又便捷，对显示胰管内结石的数量和分布独具优势。但是，多层螺旋 CT 具有 X 线辐射，重度肾功能不全或有碘造影剂过敏时不宜选择多层螺旋 CT 检查。MRI 检查组织对比度高，有利于对胰腺实质的显示，有利于观察胰腺组织纤维化和萎缩程度。此外，MRI 扫描中有一个序列称为 MRCP，此序列是利用胰胆管内胰液和胆汁进行成像，而使其余组织均不显影，这样可以清楚地显示胰管胆管及其分支结构等，类似于 X 线上胰胆管造影，是显示胰管和胆管非常实用且效能良好的一种无创检查技术。但是，MRI 扫描时间长，图像会受到呼吸、胃肠道蠕动和心血管波动等运动的影响，并且价格较贵，偏远地区运用不够普遍，当患者有磁共振禁忌证（心脏起搏器、幽闭恐惧症）时不宜选择 MRI 检查。此外，MRI 不能直接显示胰腺结石，需要通过胰管内充盈缺损间接判断结石。由此可见多层螺旋 CT 和 MRI 检查在诊断慢性胰腺炎方面各有利弊，并且优势互补。

48. 对比剂是什么？对人体的危害大吗

人体内软组织的密度接近，缺乏自然对比，影像学检查中如何能清楚显示病灶情况呢？这时候就需要对比剂的帮助。对比剂也就是"造影剂"，是为增强观察效果通过注入或服用进入人体组织或器官的化学制品，这些制品的密度高于或低于周围组织，能形成良好的对比，使人体的组织器官或病灶清晰显示，从而帮助医生对患者的病灶进行诊断。

　　增强 CT 使用的是碘对比剂，跟任何药物一样都有一定的副作用，但有副作用并不代表不安全，其最主要的成分是碘，现在常用的为非离子型碘对比剂，通常情况下相当安全，但也有极少数人因体质、疾病、用药等原因在使用后可能出现一些不良反应。所以在做增强 CT 之前医生都会对患者进行评估，让患者签署碘对比剂知情同意书排除碘对比剂禁忌，尽量保证大家的安全。一般无需碘过敏试验，除非产品说明书注明特别要求。碘对比剂过敏会发生在极少数对碘过敏的特异体质患者身上，这与一些少见药物的药物过敏是相同的原理，除非患者清楚地知道自己对碘对比剂过敏，否则很难预防。

　　一般情况下，碘造影剂注射入体内后 24 小时左右就会通过肾脏和消化道排出，所以检查完之后医生会交代多喝水加速碘对比剂的排泄。但需要注意的是，造影剂并不是所有人都适用。甲状腺功能亢进期尚未治愈者不能使用含碘的对比剂，糖尿病肾病患者使用碘对比剂时要咨询内分泌科医师或者肾病专科医师。

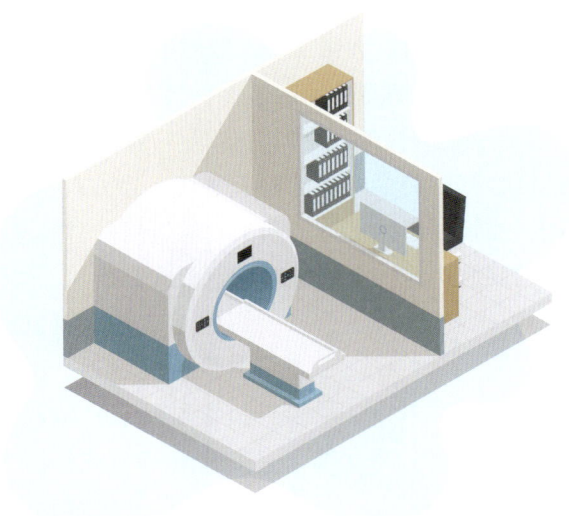

　　有少数人注射了对比剂后会出现碘对比剂外渗、肿胀的情况，大家也不要惊慌，这并不一定是过敏反应，而可能是使用高压注射器流速较高，或是穿刺血管情况不佳（下肢及远端小静脉，化疗、老年、糖尿病患者血管硬化），还可能是淋巴系统或静脉引流受损等造成。对于轻微肿胀，无需处理。指南建议，造影剂外渗患者应患肢抬高、局部冰敷或冷湿敷，医护人员将根据具体情况进行严重程度评估及进一步治疗。若患者出现感觉异常、皮肤溃疡或肢体循环障碍等症状时，应立即通知医生。

部分患者偶有迟发性不良反应，多发生在造影剂注射后 1 小时至 1 周内，类似于其他药物引起的瘙痒、皮疹等皮肤反应，通常不治而愈或仅需要简单的支持性治疗。极少数患者注射碘对比剂后可能出现恶心、呕吐、荨麻疹、支气管痉挛、喉头水肿、低血压等症状，所以检查完之后医生会交代至少留观 30 分钟，以便发生过敏反应时可得到及时治疗。

49. CT 和 MRI 在检查前后需要注意什么

胰腺 CT 检查前，受检者确保肾功能良好、无碘剂过敏。检查前至少保证 6 小时空腹，扫描前 20～30 分钟饮入约 1 000 mL 的水作为肠道的阴性对比剂，配合医生进行呼吸训练。如有条件，可让受检者注射少许解痉剂以防止肠道过度蠕动产生气体而影响图像质量。CT 检查结束留在检查室外观察 10～15 分钟，防止造影剂迟发过敏反应，回去后大量饮水，以促进造影剂排泄。胰腺 MRI 检查前也确保无任何检查禁忌证，保证 6 小时禁食、禁水，检查时也不必饮用任何液体，否则胃肠道内液体在磁共振部分序列上会产生高信号，影响胰管的显示。

CT 和 MRI 是慢性胰腺炎最主要的检查手段。在 CT 上，胰腺位于脊柱上方、肝脏和胃之间，靠近肝脏的部分是胰头，靠近胃的是胰尾。从胰头到胰尾逐渐变细，肥胖者的胰腺边缘则可能呈现羽毛状或锯齿状。慢性胰腺炎患者的影像学表现包括胰腺实质萎缩、实质强化的延迟、沿着主胰管和分支胰管内可见散在大小不等的结石影、主胰管狭窄或扩张、分支胰管扩张等。CT 和 MRI 对胰腺病变的诊断效能都比较高，并且无创，在临床上较为常用。

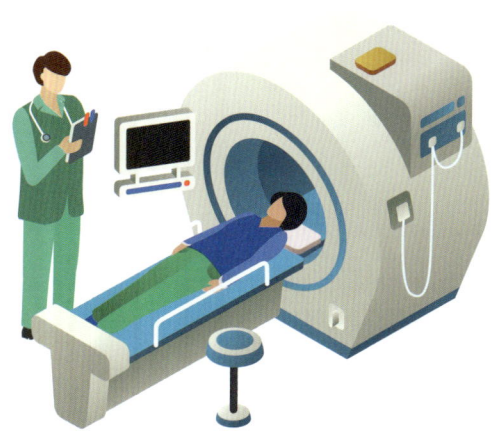

那么，当胰腺 CT 检查显示正常，可以排除慢性胰腺炎的诊断吗？不能。对于早期轻度慢性胰腺

炎患者，当胰腺未发生萎缩，胰管内未产生结石，CT很难明确诊断。此时，建议患者进行磁共振增强扫描，因为慢性胰腺炎的病理特征是胰腺组织发生不可逆性的纤维化，早期纤维化，可以通过磁共振动态增强并且量化进行评估。

50. 什么是超声内镜检查

超声内镜（EUS）是一种结合了超声和内镜技术的检查手段，可以很好地观察消化道及其周围器官和组织。自20世纪80年代超声内镜首次应用于临床，而后经过了20多年的创新和改进，超声内镜的技术逐渐成熟，近年来被广泛运用于消化道恶性肿瘤、胰腺疾病和胆道疾病的诊断和治疗中。

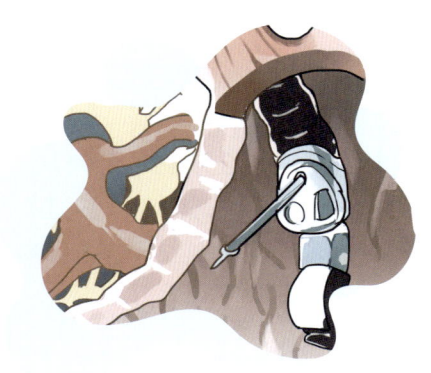

超声内镜和普通内镜有什么区别呢？普通胃镜不能检查胰腺吗？

超声内镜被看作是普通内镜的"加强版"，其内镜顶端放置了微型高频超声探头，当医生将内镜从口或肛门伸入消化道内，超声探头即可通过发射超声波，呈现出探头周围的图像。普通胃肠镜的作用局限在消化道，一般只能肉眼观察到胃肠壁表面最外层（黏膜层）的病变，比如溃疡、息肉、炎症等，而黏膜层以下的组织和胃肠道以外的情况则无法得知，比较难掌握病变的整体情况。但是，超声内镜不仅拥有普通内镜的功能，通过超声技术还可以显示出胃肠壁的各层组织的病变，也可以观察到周围的器官（如肝脏、胰腺、胆道）的情况。尤其对于胰腺，超声内镜目前被认为是发现胰腺微小病变最敏感的方法，是胰腺疾病最主要的影像学检查手段之一。

既然超声内镜是诊断的好手段，那么在什么时候需要做超声内镜呢？在诊断方面，对于怀疑有胆囊及胆道、胰腺、十二指肠、纵隔等部位病变时，超声内镜有助于疾病的诊断和鉴别。对于胃肠道肿瘤，通过超声内镜检查可以明确肿瘤的起源、性质、侵犯深度、淋巴结转移情况等，从而确定后续治疗方案（外科手术或保守治疗）。此外，在超声内镜引导下可以进行细针穿刺抽吸或组织活检，即获取病变部位的组织或细胞进行病理学检查，对确定病变的性质（良性或恶性）十分有帮助。

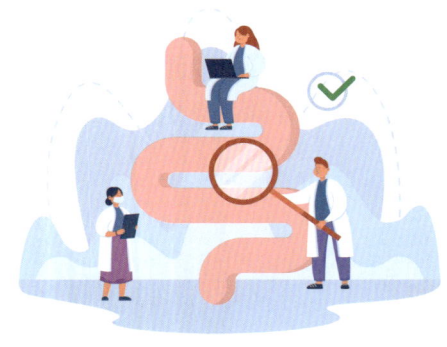

在胃肠道疾病的治疗方面，超声内镜也有许多应用，尤其是胆胰疾病。对于胆道、胰管梗阻的患者，在超声内镜引导下可以放置支架、引流胆汁和胰液，从而改善腹痛、黄疸等不适症状。有胰腺假性囊肿、胰周积液的患者，也可以在超声内镜下进行置管引流。此外，超声内镜还可辅助进行胃肠道吻合术、神经丛阻滞、射频消融等操作。

绝大部分的患者都可以进行超声内镜检查，但若怀疑急性胰腺炎、消化道穿孔、急性憩室炎、暴发性结肠炎等疾病或无法耐受内镜检查的患者则需慎重考虑。

51. 慢性胰腺炎一定要做超声内镜吗

CT 或 MRI 是慢性胰腺炎最常用的影像学检查手段，可以清楚地显示出胰腺钙化、胰管结石、胰腺萎缩等征象，大部分患者通过这两项检查并结合病史和临床表现即可确诊。超声内镜是一种侵入性的检查，它的诊断特异性和 CT、MRI 差不多，但敏感性更高，可以检测到胰腺实质和胰管的微小变化。早期慢性胰腺炎在 CT、MRI 上的表现不明显，而超声内镜或许可以弥补这种缺陷，有助于患者的早期诊断。但是，考虑到超声内镜的侵入性、检查费用及普及程度等因素，一般建议患者先进行 CT 或 MRI 的检查，若仍无法明确胰腺情况，再进一步行超声内镜检查。此外，超声内镜可以用于鉴别诊断，例如当

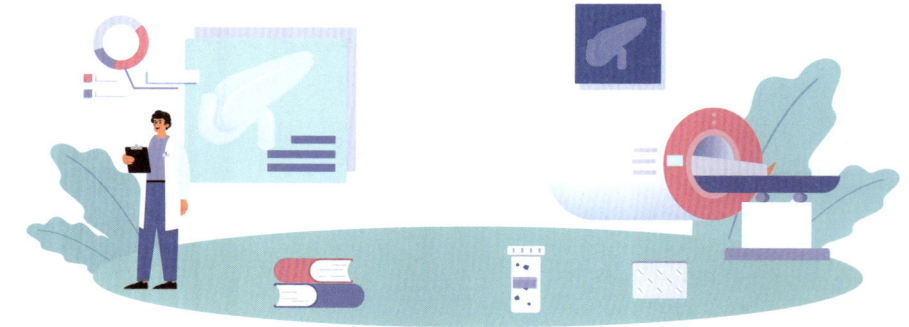

胰腺有占位性病变、囊性病变时，可以通过超声内镜辅助下的细针穿刺活检来进行病理检查，从而明确病变的良恶性。

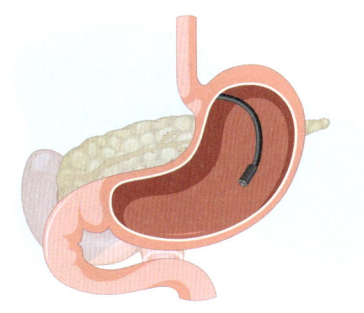

超声内镜检查前的准备及检查流程与普通胃镜是类似的。检查前患者一般需空腹6～8小时，老年、进行过胃部手术或有幽门梗阻等特殊情况的患者需适当延长禁食和禁水的时间。若有高血压、心脏病等病史，或在服用某些药物（如华法林、利伐沙班、阿司匹林等）需提前告知医生；若有活动义齿，也需提前取下。检查前15～30分钟需口服咽部麻醉剂，将药物含在喉咙里几分钟麻醉效果会更好，有助于减轻咽部的刺激性反射。另外，也会服用祛泡剂，以减少胃内泡沫，有助于图像的观察。至于是否能进行无痛超声内镜，医生会结合患者的情况和意愿进行考虑。

检查结束后需遵医嘱，不宜马上进食和进水，需要再休息2～4小时。若是进行了穿刺活检等操作，需更加注意饮食和排便的情况。由于药物和注水等操作，检查后可能仍有喉咙发麻、腹胀、恶心的感觉，通常一两天后这些症状会自行消失。

52. 慢性胰腺炎一定要做病理穿刺活检吗

病理穿刺活检是指医生在超声或CT等影像学检查的引导下，利用较细的穿刺针，精准穿入患者体内疑似发生病变的位置，获取少量病变组织或细胞，进而进行病理学检查，明确病变的性质，以帮助医生为患者做出个体化的治疗方案。

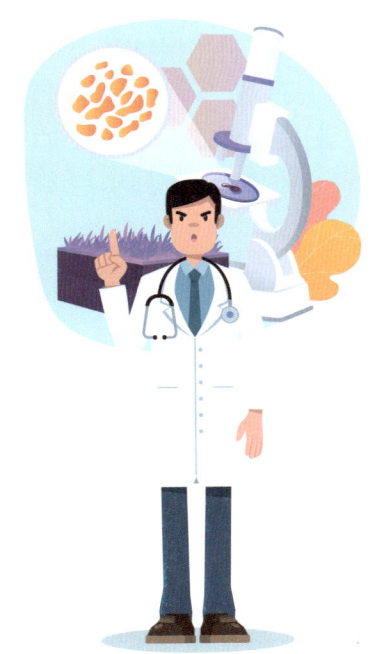

慢性胰腺炎本质上是一种发生在胰腺的慢性炎症，穿刺组织或手术标本送至病理科制成切片后，病理科医生可以在显微镜下找到最为直接的诊断证据，是诊断慢性胰腺炎的"金标准"。近年来，随着对慢性胰腺炎大量持续的研

究，大家对慢性胰腺炎的认识越来越全面、深刻，其诊断标准也一直在不断地修正和完善。由于慢性胰腺炎在影像学上有典型的、特异的表现，并且随着影像学技术的发展，无创诊断的新技术多种多样，慢性胰腺炎的诊断更加依赖于影像学检查而非病理诊断，而且病理穿刺活检是一种有创性检查，因此，慢性胰腺炎患者在一般情况下，不建议进行这项检查。

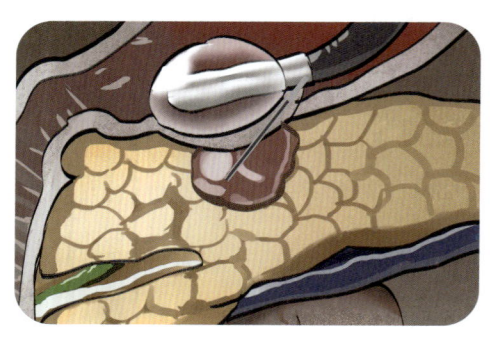

那么，在什么情况下才需要做这项检查呢？慢性胰腺炎患者是胰腺癌发病的高危人群，当胰腺内出现实性占位性病变或者血清肿瘤标志物（尤其是CA19-9）升高，通过影像学检查或者检验学各项指标无法明确性质时，病理穿刺活检就显得尤为重要，不仅可以明确病变是不是肿瘤，还可以明确病变是良性的还是恶性的，从而为后续治疗方案的制订提供有力依据。

目前，胰腺的病理穿刺活检主要有两种方式：一种是CT或腹部超声引导下经皮穿刺活检，即通过CT或超声定位胰腺病变后，将穿刺针从体外穿入而获取组织和细胞；另一种是超声内镜引导下的细针穿刺抽吸术（EUS-FNA）或穿刺活检术（EUS-FNB），即通过超声内镜实时引导，在消化道内利用穿刺针穿入病变部位获取病变组织和细胞。由于胰腺位置较深，周围结构复杂，穿刺活检可能会导致出血、腹腔脏器损伤、胰瘘，或诱发急性胰腺炎等并发症，但多项研究表明这些并发症的发生率不足1%。

> 由此可以看出，慢性胰腺炎患者不需要常规进行病理穿刺活检，但若是出现无法明确良、恶性的病变时，通过病理穿刺活检可以帮助明确诊断，并辅助制订后续的治疗方案。

53. 慢性胰腺炎罕见类型嗜酸性胰腺炎及滤泡性胰腺炎有哪些特征

临床上，有时因术前影像学提示胰腺占位性病变而行胰腺手术治疗，可拿到的最终病理报告上诊断既不是肿瘤性病变，也不是常见的慢性胰腺炎或自身免疫性胰腺炎，而是嗜酸性胰腺炎或滤泡性胰腺炎。这是怎么回事呢？

嗜酸性胰腺炎是一种以嗜酸性粒细胞局限或弥散浸润胰腺并伴 IgE 升高为特点的慢性胰腺炎症。到目前为止，嗜酸性胰腺炎的发病机制仍不是很清楚，依据现有文献报道推测，可能与机体的变态反应有关。牛奶过敏、寄生虫感染、肿瘤、中毒、药物（如卡马西平）的高敏感性等是该病的潜在病因。部分患者可合并有皮肤过敏、哮喘病史。IgE 升高和糖皮质激素治疗有效都提示该病与变态反应有关联。该病男性发病多见，男女比例约 2∶1，发病年龄 14～74 岁，平均 47（±17）岁。嗜酸性胰腺炎的临床症状主要表现为腹痛和阻塞性黄疸，可伴有恶心、呕吐、消化不良和体重下降等。阻塞性黄疸主要是由于胰腺肿块样增大和（或）胰腺假性囊肿压迫胆管、胆管纤维性硬化狭窄等引起，由于常常形成肿块性病变，术前很难与胰腺癌鉴别，所以这类病变主要通过手术治疗并通过病理检查去明确诊断。患者消化系统表现是因嗜酸性粒细胞浸润消化道引起的。这类病变主要是系统性病变，因此可在后续随访的过程中在其他脏器复发。

滤泡性胰腺炎是一种以导管为中心的慢性炎症并以受累导管周围大量淋巴滤泡形成为特征，发病机制不明。临床上，患者可表现为胰头增大或伴随胆管狭窄（累及胆管时），术前影像学可误诊为胰腺癌，因此这类病变主要通过手术切除并经病理学检查而最终确

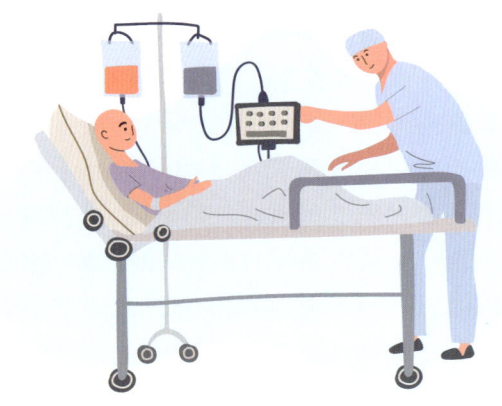

诊。该病男性略多见，多见于 60 岁以上患者。这类病变手术标本在大体上可于胰腺内见到局限性灰白结节。显微镜下可见形成的淋巴滤泡数量较多且体积较大，可见生发中心。周围胰腺实质的炎症并不明显。除了胰管受累，胰腺内的胆总管也可受累并出现类似的表现，但程度略轻。在治疗上主要是保守治疗、戒烟、戒酒，也可以通过类固醇治疗。关于这类病变的转归，仅有少量的随访病例报道是完全缓解的，曾有一例报道病变累及肝脏并进一步进展为大 B 细胞淋巴瘤。因此，必要的随访还是需要的。

54. 慢性胰腺炎和自身免疫性胰腺炎如何区别

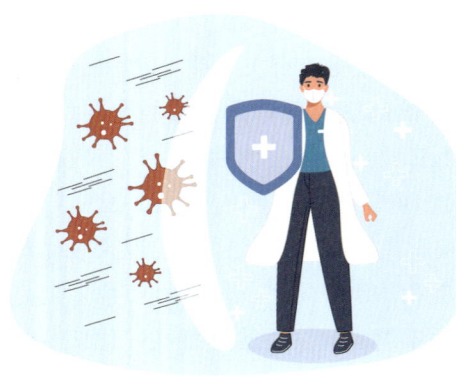

自身免疫性胰腺炎是胰腺炎的一种特殊类型，但是与慢性胰腺炎又有所不同。首先，自身免疫性胰腺炎是由于自身免疫功能异常引起的，往往会伴随其他脏器的自身免疫性病变，常常出现胆囊、肺、肾脏等器官 IgG4 相关性硬化性疾病。其次，自身免疫性胰腺炎对激素的治疗极为敏感，无论是 1 型还是 2 型，确诊后只要经过正规的治疗，大部分患者都可以获得不错的疗效，甚至可以治愈。

人们对于自身免疫性胰腺炎的认识可以追溯到 1959 年，相关研究指出自身免疫功能异常可以引起慢性胰腺炎，但直到 20 世纪 90 年代人们才更加重视这类疾病的临床、影像学和组织病理学特征，并将其单独划分为慢性胰腺炎的一个特殊类型。目前自身免疫性胰腺炎分为两型，即淋巴浆细胞硬化性胰腺炎（1 型）和特发性导管中心性胰腺炎（2 型）。自身免疫性胰腺炎的临床及组织病理学表现多种多样，且与其类型相关，1 型多见于老年男性，常表现为无痛性黄疸，且常伴随血清和组织中 IgG4 水平显著升高，显微镜下在胰腺导管周围可见显著的淋巴浆细胞浸润，而 2 型多见于年轻患者，常表现为急性胰腺炎，常无 IgG4 水平的显著升高，显微镜下可见胰腺小叶和导管大量中性粒细胞浸润。自身免疫性胰腺炎在影像学上常有特征性的改变，若影像学检查提示自身免疫性胰腺炎，结合血清学 IgG4 检查及其他脏器（如胆囊、肺、肾脏等）有无类似病变可明确诊断，必要时进行病理穿刺活检以辅助判断。

需要注意的是，当自身免疫性胰腺炎在影像学上表现为局部胰管、胆管狭窄及胰腺实质肿块时，很容易误诊为胰腺癌。胰腺癌需要手术切除治疗，预后很差，而自身免疫性胰腺炎不需要手术切除，预后较好。由于这两种疾病的治疗方案和预后差别很大，因此鉴别两者非常重要。在发现胰腺肿块时，加做血清IgG4检查可能会使少量自身免疫性胰腺炎患者免于手术的痛苦。但很遗憾的是，始终会有一部分自身免疫性胰腺炎临床表现和影像学表现均不典型，IgG4水平也不升高，甚至血清CA19-9升高，各项指征均指向胰腺癌，导致这部分患者最终只能选择手术切除，而病理报告显示为自身免疫性胰腺炎。对于这类患者，可以通过术前的胰腺穿刺去进一步明确，以减少因肿块型自身免疫性胰腺炎而行手术治疗的概率。

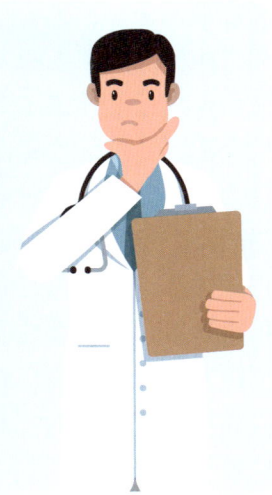

总之，人们对自身免疫性胰腺炎的认识正在逐步加深，诊疗方案也会不断得到完善，同时期待所有的患者能够得到精确的诊断和个体化的治疗，以获得更好的疗效。

55. 何为沟槽区胰腺炎

沟槽区胰腺炎是慢性胰腺炎的一种特殊类型，因其发生于沟槽区（十二指肠旁）这个特殊区域而得名。沟槽区指的是胰头右侧和下方边界与十二指肠之间的解剖间隙，此处形成沟状。胆总管在此后方下降，并且还有吻合的胰十二指肠上、下动脉在此走行。临床表现为胰腺头部上方的纤维性炎症和假性肿瘤。

沟槽区胰腺炎好发于40～50岁的中年男性，患者大多有长期的饮酒史。慢性炎症的发生常常与胰液的排出不畅有关。十二指肠胰腺异位、十二指肠腺增生和十二指肠壁囊肿都可导致肠小乳头口狭窄，使胰液流出道梗阻。随着时间的延长，导管逐渐扩张、囊

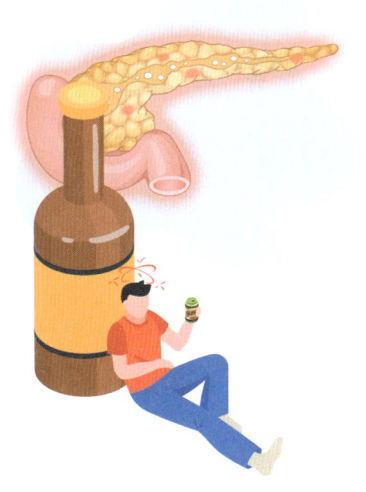

肿形成和破裂，进一步发生明显的炎症反应。另外，饮酒可以通过多种方式促进沟槽区胰腺炎的发生：① 饮酒和吸烟可导致胰液黏稠，胰液更易瘀滞和流出梗阻；② 长期在酒精的刺激下，十二指肠小乳头附近的异位胰腺出现慢性炎症、纤维化改变，从而引起小乳头功能障碍及胰液排出不畅；③ 长期的饮酒还会促进胆囊收缩素、促胰液素及胃泌素等激素分泌，导致十二指肠腺增生及纤维化，进而造成胰液排出不畅，导致炎症。这种改变在病理标本上得到体现，病理检查时常可见沟槽区纤维化和灰白色的瘢痕组织形成，十二指肠增厚、局部囊性变，有时可见胆总管轻度扩张。沟槽区胰腺炎因胆总管下段及十二指肠狭窄而表现出多种临床症状，患者会出现严重的上腹痛、恶心和反复的餐后呕吐，并导致体重下降，当累及胆总管下段时，会伴发梗阻性黄疸。

尽管有现代的影像学技术，沟槽区胰腺炎诊断仍然很困难，特别是由于炎症变化提示肿瘤/肿块时。该病需要与发生在该解剖区域的胰腺导管腺癌和壶腹部/十二指肠肿瘤进行鉴别。由于其临床表现惊人的相似，放射学和内镜特征重叠，因此常对诊断提出挑战。使问题进一步复杂化的是，有的患者会同时患有沟槽区胰腺炎和胰腺导管腺癌。在大多数情况下，只有在手术切除后经病理仔细检查才能准确区分。术前微创检查、术中病理检查可以在一定程度上排除恶性病变，避免不必要的根治性手术。此外，当内镜显示十二指肠管腔狭窄时，需要对明显增厚的十二指肠进行十二指肠黏膜活检。当组织病理学证实十二指肠腺增生时，且无胃切除术、消化性溃疡或胆道疾病史的患者优先考虑沟槽区胰腺炎。

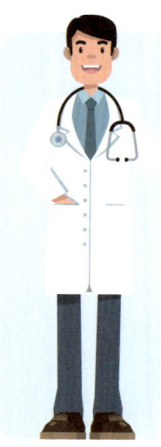

对于沟槽区胰腺炎，最主要的还是针对致病原因进行预防，少饮酒预防其发生，避免暴饮暴食以减轻胰腺负担。此外，治疗时，可先行抑酶、镇痛等药物治疗，对于小乳头或胆总管狭窄的患者可进行内镜治疗，上述措施失败后应行手术，手术的目的为缓解疼痛及改善营养不良。

总之，沟槽区胰腺炎属于良性病变，总体预后较好。一旦确诊需积极戒烟、戒酒，并根据病情程度采取对应治疗。

56. 慢性胰腺炎通常需要做哪些实验室检查

胰腺外分泌功能检测

慢性胰腺炎患者外分泌功能受损时，会出现腹泻、大便带油、营养不良等表现。其检测包括直接和间接试验。直接试验如促胰液素-胆囊收缩素试验是评估胰腺外分泌功能最敏感、最特异的方法，该试验需要在促胰液素静脉滴注或注射后，插管收集十二指肠内容物，测定胰液分泌量。但是它成本高，属于侵入性检查，并且带给患者痛苦较大，临床上很少应用。间接试验包括粪便检测、呼气试验、尿液试验和血液检测，其中粪弹性蛋白酶-1检测是目前较为准确、方便的间接试验，临床常用，该方法只需检测患者粪便即可，其下降提示着胰腺外分泌功能的减退。

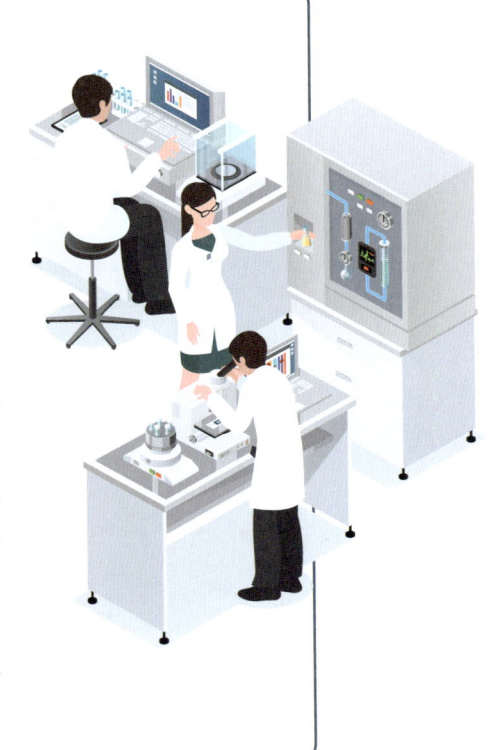

胰腺内分泌功能检测

慢性胰腺炎可能引起胰腺内分泌功能的受损，这会导致胰源性糖尿病的发生，可以通过血常规、葡萄糖耐量试验、血胰岛素、自身抗体等试验检测。胰源性糖尿病患者可以通过一些指标与其他类型糖尿病相鉴别，如胰岛β细胞自身抗体阴性、胰多肽基线水平下降等。此外，胰源性糖尿病患者常存在胰腺外分泌功能不全。对于尚未诊断糖尿病的慢性胰腺炎患者，建议每年进行1次血糖检测。

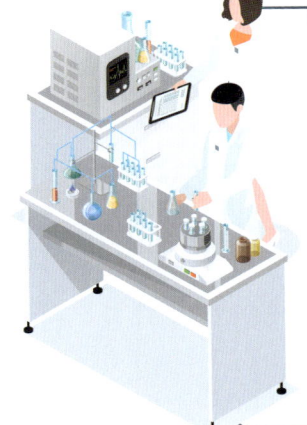

基因检测

对于原因不明的、青少年（起病年龄低于20岁）及有胰腺疾病家族史的慢性胰腺炎患者，应该重点关注基因检测。在我国，与慢性胰腺炎发生和发展相关的基因包括 PRSS1、SPINK1、CTRC、CFTR 等，可抽血进行基因测序分析以明确突变基因。

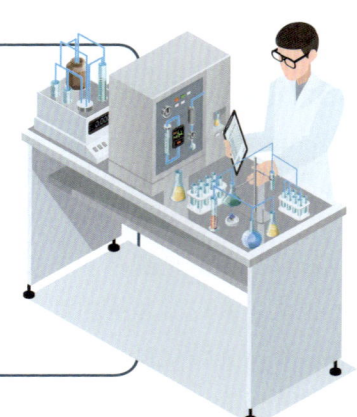

其他实验室检查

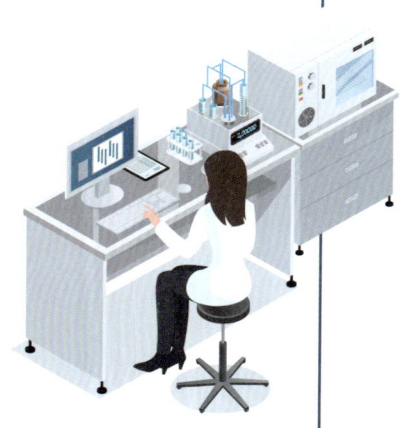

血液检查可以提供丰富的信息，慢性胰腺炎急性发作期可见血清淀粉酶升高，如果合并胸腔积液、腹水，其中的淀粉酶含量往往也明显升高。血钙、血脂、甲状旁腺素、乙型肝炎病毒（HBV）、丙型肝炎病毒（HCV）、IgG4等指标有利于明确慢性胰腺炎的病因。慢性胰腺炎也可出现血清CA19-9增高，CA19-9是一种与胰腺癌、胆囊癌、结肠癌和胃癌等相关的肿瘤标志物，对胰腺癌有较高的灵敏度和较好的特异性。若其明显升高，应警惕合并胰腺癌的可能。脂溶性维生素、血清白蛋白、前白蛋白、镁、视黄醇结合蛋白等指标则有助于判断患者的营养状况。

57. 血淀粉酶对慢性胰腺炎的诊断有什么帮助

胰腺是人体内仅次于肝脏的第二大腺体，具有分泌胰蛋白酶、脂肪酶、

三 | 慢性胰腺炎如何诊断

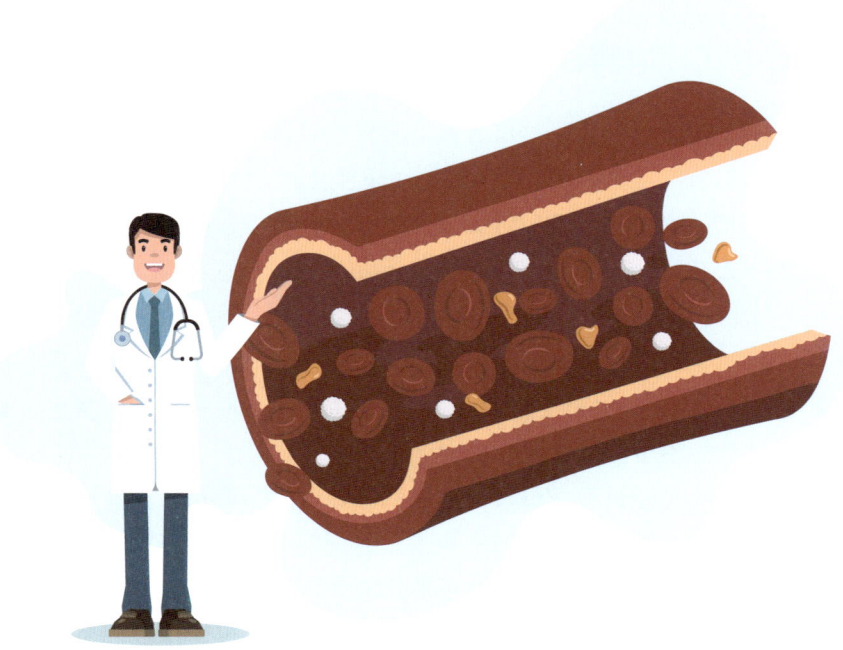

淀粉酶等消化酶的重要功能,这些消化酶在食物的消化过程中起到了关键作用。而慢性胰腺炎会导致胰腺的不可逆损伤,会影响胰酶的分泌,因此随着慢性胰腺炎严重程度的增加,胰腺的分泌能力会不断降低,血淀粉酶浓度也会降低。

那么,血淀粉酶对慢性胰腺炎的诊断有什么帮助呢?首先,慢性胰腺炎的严重程度对患者的生活质量、经济负担、疾病的治疗和预后等都有很重要的影响,因此明确慢性胰腺炎的严重程度对患者和医生都有十分重要的意义。而血淀粉酶可以帮助医生进一步明确慢性胰腺炎的严重程度。其次,存在一部分潜在的慢性胰腺炎患者,他们具有慢性胰腺炎相关的一些症状,如腹痛等,但是常规检查却没有显著的异常。对于这部分患者,在长期的随访中,血淀粉酶浓度也可以起到一定的作用,如果患者的血淀粉酶浓度低于一定水平或持续下降,那么可以提示医生应进行进一步的检查,并帮助医生更加有把握地诊断慢性胰腺炎。血淀粉酶浓度至少高于正常上限值(血淀粉酶正常范围30～110 U/L)3倍是诊断急性胰腺炎的重要指标,但是血淀粉酶低于正常下限值和持续下降也不能忽视,因为它可能预示着慢性胰腺炎的发生和发展。

58. 慢性胰腺炎检测粪弹性蛋白酶的意义

我们已经了解了慢性胰腺炎会导致胰腺外分泌功能不全的发生，并且随着患病时间越长，患有胰腺外分泌功能不全的可能性越大，甚至后期慢性胰腺炎的胰腺外分泌功能不全发生率可达100%。在日常生活中，胰腺外分泌功能不全患者可出现体重减轻、腹泻、腹痛和腹胀等症状，可是这些症状在功能性消化不良、肠易激综合征或消化性溃疡的患者中也会出现，这就会导致胰腺外分泌功能不全患者时常会被延误诊治，进而出现营养吸收不良、骨质疏松症，甚至会增加心血管不良事件的发病率和死亡率。所以尽早诊断慢性胰腺炎患者是否有胰腺外分泌功能不全至关重要。

那么，如何诊断慢性胰腺炎患者是否有胰腺外分泌功能不全呢？这就不得不提到粪弹性蛋白酶。粪弹性蛋白酶是胰腺腺泡细胞产生的胰腺特异性的蛋白水解酶，与胰脂肪酶、淀粉酶、蛋白酶等消化酶有很好的相关性，并且经过肠道时不会被降解，所以通过检测粪便中弹性蛋白酶的浓度可以很好地反映胰腺外分泌功能水平。

粪弹性蛋白酶检测是一种快速、稳定、易于处理、对患者没有危害、与疾病严重程度相关且相对便宜的检测方法。粪弹性蛋白酶检测就像一个"破案高

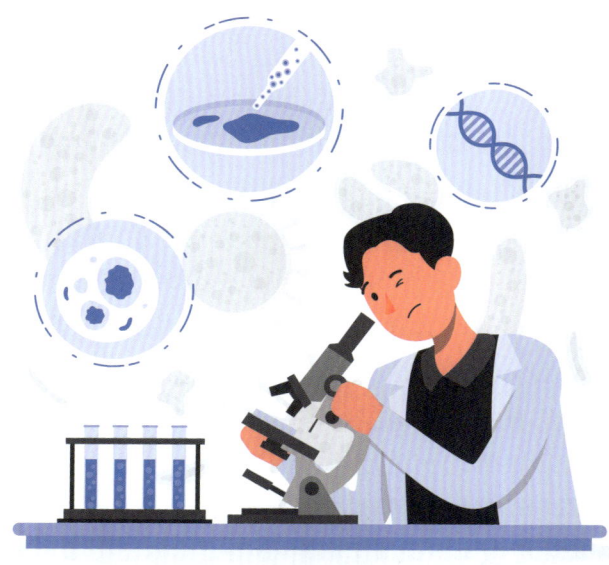

手",只需要提供一份符合检测标准的粪便就可以判断出该患者是否患有胰腺外分泌功能不全。对于那些被诊断为胰腺外分泌功能不全的患者可以尽早进行干预和治疗,从而减少疾病对人体的危害。而对于那些还未进展到胰腺外分泌功能不全的患者,通过定期检测粪弹性蛋白酶也可对疾病的程度和进展情况进行评估。

59. 慢性胰腺炎诊断的标准是什么

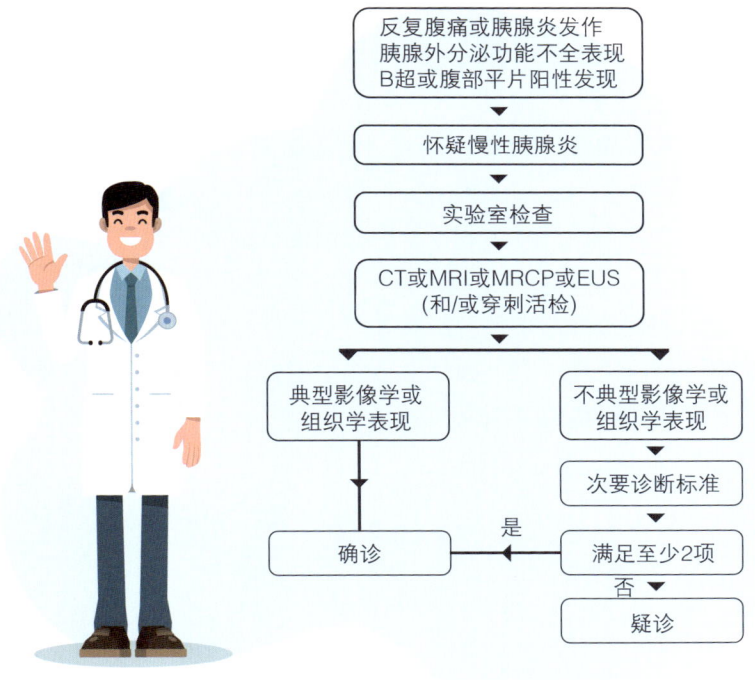

诊断流程

首先,医生需要详细了解患者的症状,需要引起警觉的症状有:反复出现的上腹部疼痛(急性/慢性)、血清或尿中胰酶浓度异常(脂肪酶或淀粉酶高于正常上限2~3倍)、外分泌功能异常(粪弹性蛋白酶低于200 μg/g),以及消化不良、体重下降、血糖异常等。此外,还需要了解患者是否具有慢性胰腺炎的高危因素,如长期吸烟、大量饮酒、高脂血症、曾经发作过急性胰腺炎、家族遗传史等。了解这些情况可以帮助医生快速判断是否有可能是慢性胰腺炎。

当通过症状和危险因素怀疑患者可能患有慢性胰腺炎时，需要进行影像学检查来进一步辅助诊断。CT 和磁共振成像（MRI）是首选的检查项目，若设备短缺，腹部超声也可辅助诊断检查。磁共振胰胆管成像（MRCP）是近几年新发展起来的一种检查，它在观察胰管、胆管形态方面很有优势。影像学检查可以判断胰腺内导管扩张情况、胰腺内有无结石及胰腺形态是否有异常等，是慢性胰腺炎诊断中非常重要的一步。

当高度怀疑患者患有慢性胰腺炎，但影像学检查结果无明显异常的时候，就需要使出大招——内镜来帮忙，常用的内镜技术有超声内镜（EUS）和内镜逆行胰胆管造影术（ERCP）。内镜检查准确率高，但由于需要经口插管，往往不作为检查的第一选择。

除了上述主要诊断手段之外，还有一些不轻易出手的"绝招"，比如作为"金标准"的穿刺活检，这是一项有创性操作，只有在临床诊断不明确时才会建议使用。近年来，慢性胰腺炎相关基因检测也在部分城市展开，可作为补充证据。

总的来说，明确地诊断慢性胰腺炎并不是一件容易的事，这需要有经验的医生结合患者的临床表现、高危因素、影像学检查、内镜检查，以及活检、基因检测等多种手段进行最终判断。

慢性胰腺炎如何治疗 | 四

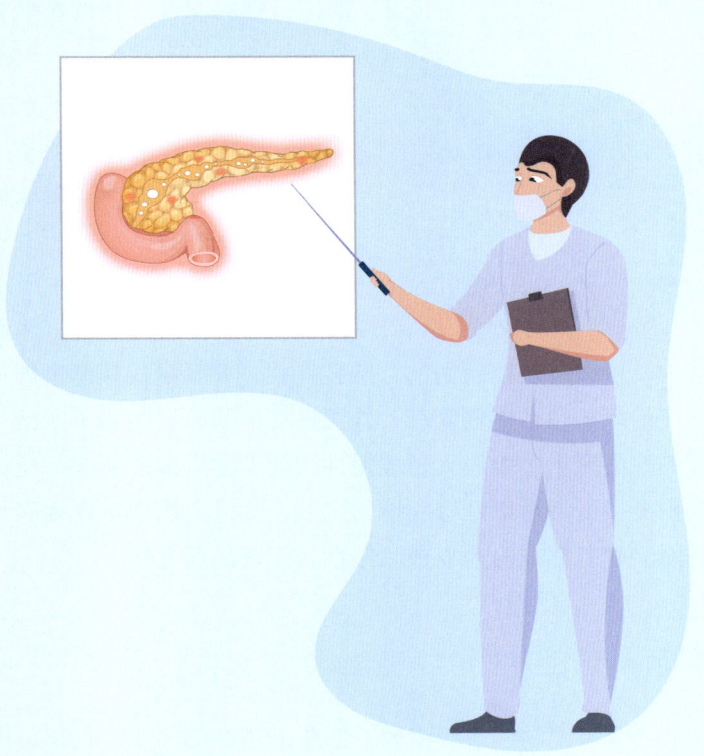

60. 慢性胰腺炎能根治吗

患了慢性胰腺炎之后，患者往往被告知这是一种终身性疾病，需要长期治疗。一想到今后都要与其"共舞"，许多病友都心有不甘。经常有患者前来咨询：慢性胰腺炎究竟能否根治？

很遗憾，以目前的科学发展水平和医疗水平来看，慢性胰腺炎尚不能根治。

临床上，有很多患者会混淆根治、延缓和逆转的概念。根治是指患者经过治疗后不再发病，在无治疗措施的情况下，疾病恢复到正常状态。延缓是指经过药物等治疗措施后，疾病的进展得到控制或降低进展的速度，但不能恢复到正常水平。逆转是指患者经过治疗后疾病的状态向治愈的方向转变，可分为部分逆转和完全逆转。

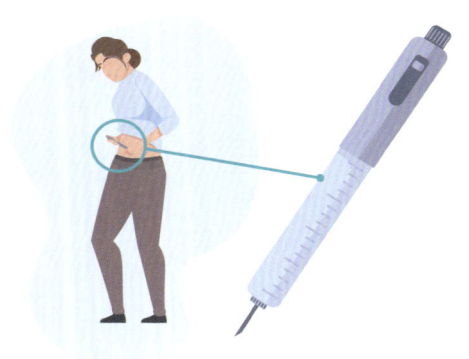

由于慢性胰腺炎是一种多因素导致的进行性胰腺纤维化的炎症综合征，反复发作的胰腺炎症导致广泛的纤维化组织替代胰腺正常组织，最终导致胰腺萎缩，发生了不可逆转的改变。因此，慢性胰腺炎就像高血压、糖尿病一样，是一种终身性疾病。

尽管在现有的医疗水平下，慢性胰腺炎还不能根治或逆转，然而通过适当的治疗和管理，可以有效控制病情、减轻症状，并延缓疾病的进展。目前对慢性胰腺的对症治疗（包括疼痛管理、外源性提供胰酶、内镜手术治疗等）能明显改善患者的生活质量，可极大延缓慢性胰腺炎的进展。所以，所有慢性胰腺炎患者应该积极接受治疗以延缓病情的进展。此外，用于治疗胰腺纤维化的药物研究及基因治疗有望成为未来根治慢性胰腺炎的新方法。

61. 慢性胰腺炎患者突发急性胰腺炎时怎么办

每逢佳节，全家团圆，亲朋相聚，都免不了开怀畅饮、吃喝玩乐，但若因

四 | 慢性胰腺炎如何治疗

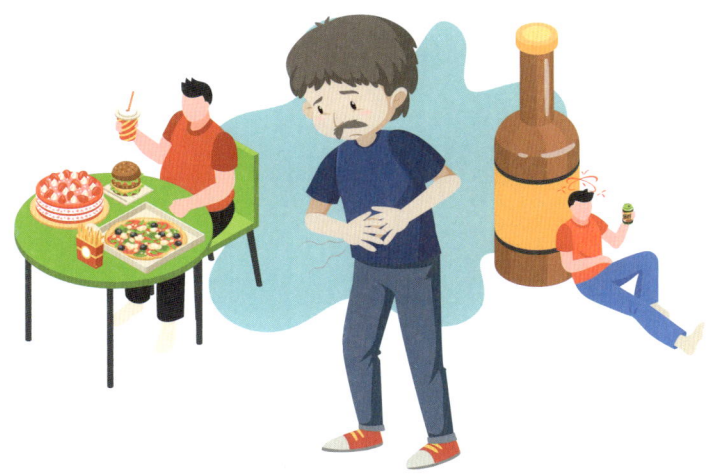

美酒佳肴"吃"进医院，可就乐极生悲了。每年春节等重大节假日期间，医院都会接诊不少因暴饮暴食而突发急性胰腺炎的患者，而慢性胰腺炎患者更容易发作急性胰腺炎。如何识别急性胰腺炎？遇到急性胰腺炎发作时我们能做些什么？

慢性胰腺炎患者常在进食高脂饮食、嗜酒等情况下发作急性胰腺炎。急性胰腺炎的主要表现是剧烈的腹痛、恶心和呕吐等。如果患者出现上述类似症状，不要不当回事硬撑到底，而应立即禁食、禁水，并及时就医，及时接受医院的规范治疗和管理，以避免病情恶化和并发症的发生。就医时，应尽量详细描述疼痛的时间、位置、性质、程度、诱因和伴随症状，以帮助医生做出及时的诊断和治疗。需要注意的是，在发作急性腹痛时，患者切忌自行服用止痛药，因为这会使医生无法明确判断疼痛病因，造成误诊和延误病情。

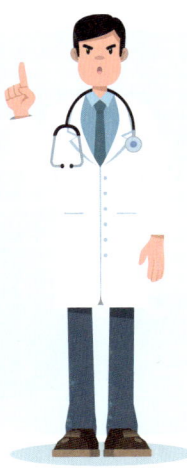

患有慢性胰腺炎并出现急性腹痛的患者就医的目标主要是控制炎症、预防进一步感染、保护胰腺功能和防治并发症。因此，医生会根据患者的情况进行对症治疗。当医生接诊患有慢性胰腺炎并出现急性腹痛的患者时，会仔细询问相关症状，并进行疾病的鉴别诊断，以避免误诊和漏诊。急性胰腺炎的诊断主要依赖于患者的症状、血液检查和影像学结果综合考虑和分析。常见的检查包括肝功能、肾功能、淀粉酶、电解质和胰腺CT等。具体的治疗方案根据患者的表现和严重程度而定，一般包括禁食，监测血压、心率和氧饱和度，补充液体和能量，抑制胰液和胃酸分泌，使用抗生素和镇痛药物等措施。

62. 慢性胰腺炎患者出现腹痛时可以自行服用止痛药物吗

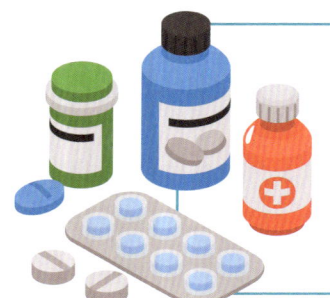

无论是何种止痛药的服用，均需要遵医嘱。慢性胰腺炎的这种疼痛可能会影响患者的生活质量，并可能导致其他健康问题。因此，对慢性胰腺炎患者进行止痛对症支持是治疗的重要方面。常见的止痛药物包括以下几种。

（1）常规镇痛药：包括对乙酰氨基酚、非甾体抗炎药、弱阿片类药物、强阿片类药物。非甾体抗炎药代表性药物包括布洛芬、双氯芬酸钠等。弱阿片类代表性药物如曲马朵、可待因、丁丙诺啡。强阿片类代表性药物如哌替啶、羟考酮、吗啡。在日常生活中，最常用的是对乙酰氨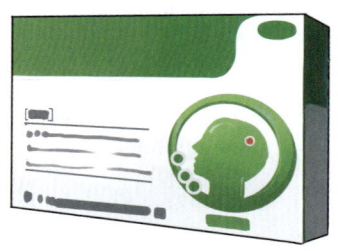基酚或非甾体抗炎药，这些药都是非处方药，日常也可以接触到。腹痛加重后，则需要阿片类药物镇痛。然而，慢性胰腺炎患者发作腹痛时，不能自行诊断，镇痛药物也不能随便服用，应当及时就医寻求专业医师的帮助。

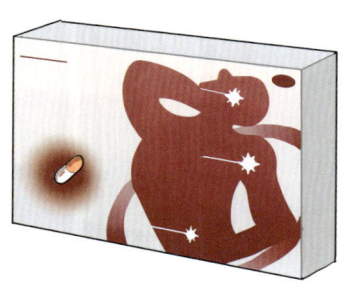

（2）辅助镇痛药：是针对疼痛以外的疾病而开发的一组药物。这些药物包括抗抑郁药、抗惊厥药和抗焦虑药，如普瑞巴林、加巴喷丁、氯胺酮等。合理使用辅助类镇痛药可有效减少常规镇痛药的药物用量。然而，此类药物应在医生的指导下使用，并且需要注意剂量和可能的副作用。

（3）胰酶：胰酶是慢性胰腺炎患者合并外分泌功能不全时进行对症支持的主要措施。然而，关于胰酶是否可以缓解慢性胰腺炎患者疼痛，其实并没有定论，如患者在服用后疼痛有所缓解，胰酶可以作为辅助缓解疼痛的药物。

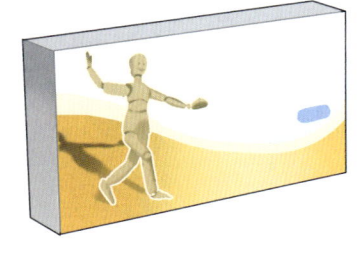

（4）其他：包括抗氧化药、丝氨酸蛋白酶抑制剂、生长抑素类似物等，临床应用十分有限，不推荐进行镇痛治疗。

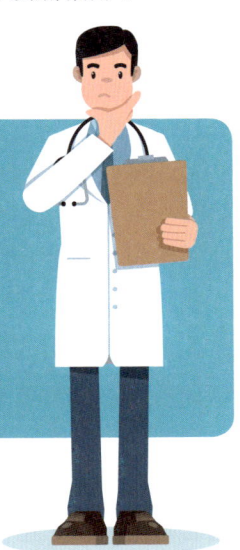

需要注意的是，在治疗胰腺炎时，必须同时注重缓解疼痛和治疗疾病本身。慢性胰腺炎的治疗目标不仅仅是止痛。长期胰腺炎病程会导致胰腺组织受损，因此必须针对胰腺炎的根本原因进行治疗。例如，如果患者是由于酗酒引起的胰腺炎，那么戒酒将是一个重要的治疗步骤。

63. 止痛药物的用药原则

慢性胰腺炎的医学镇痛治疗遵循疼痛缓解阶梯的原则，该原则最初由世界卫生组织（WHO）提出，用于治疗不同形式癌症相关的疼痛，目前已适用于慢性胰腺炎疼痛的治疗。

镇痛分为不同的级别（Ⅰ级到Ⅲ级）。增加镇痛能力，需要逐渐增加药物剂量或级别直至达到疼痛缓解。

Ⅰ级：对乙酰氨基酚是Ⅰ级使用的主要镇痛药，相较于其他镇痛药，其副作用少。非甾体抗炎药（如布洛芬、双氯芬酸钠）也是常见的Ⅰ级镇痛药，但由于其存在胃肠道毒性，应当避免大量使用。长期服用Ⅰ级止痛药可能会导致胃糜烂、溃疡等，因此本身合并有胃溃疡的患者应当预防性服用抑酸药物。

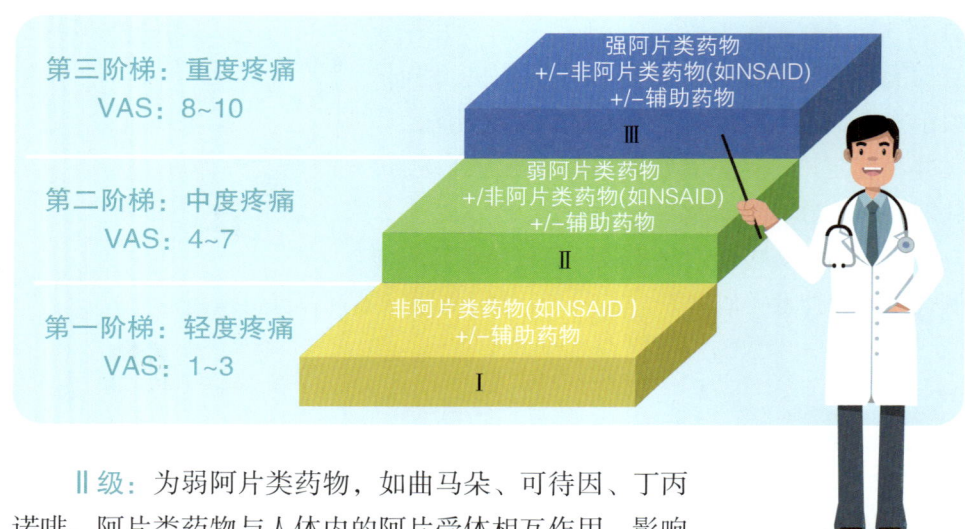

Ⅱ级：为弱阿片类药物，如曲马朵、可待因、丁丙诺啡。阿片类药物与人体内的阿片受体相互作用，影响神经系统，从而产生镇痛作用。其中曲马朵是Ⅱ级患者首选的镇痛药。尽管曲马朵是低效的选择性阿片受体激动剂，但因其止痛效果显著，并且其引起的胃肠道不良反应较小，发生药物依赖的可能性也较小，故可在临床上作为首选Ⅱ级镇痛药。

Ⅲ级：为强阿片类药物，如哌替啶、羟考酮、吗啡，此类镇痛药常常用于剧烈疼痛的患者。考虑到此类药物的特殊性，除医院就诊外，患者本身无法接触到此类药物。阿片类药物最好口服，以尽可能避免剂量增加和成瘾作用。尽管阿片类药物已经是较强的镇痛药，仍有较多的患者使用阿片类药物无效，此时应当停止治疗。阿片类药物存在一定的副作用，可引起便秘、反流性疾病、胀气和腹胀等。上述药物应当在医师指导下进行用药。

另外，辅助镇痛药并不是药理作用为镇痛的药物，而是针对疼痛以外症状的一类药物，合理用药可以减少常规镇痛药的剂量。

64. 无痛性慢性胰腺炎有必要介入治疗吗

有这样一类慢性胰腺炎人群，平时从未有过任何胰腺疾病相关的腹痛，自认为身体素质良好，却在体检时发现胰管结石、胰管扩张等情况，被医生告知诊断为无痛性慢性胰腺炎；还有一些患者，仅有轻微的腹部不适，对正常生活的影响较小，但影像学检查提示为慢性胰腺炎。上述两种情况，我们将其归为

四 | 慢性胰腺炎如何治疗

无痛性慢性胰腺炎的范畴。

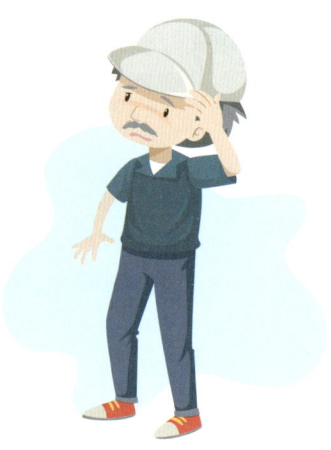

无痛性慢性胰腺炎是一种特殊类型的慢性胰腺炎，在所有慢性胰腺炎患者中约占12%，考虑到仍有一部分人群因无任何症状而未就诊，实际占比应较研究中报道的更高。由于这一类型慢性胰腺炎患者临床症状并不典型，除了体检发现以外，部分患者是以脂肪泻、糖尿病和体重下降等症状前来就诊，因此患者确诊慢性胰腺炎时就已合并胰腺内、外分泌功能不全的概率较高。关于无痛性慢性胰腺炎目前尚无统一的定义，笔者认为应当定义为因腹痛以外的症状就诊，且影像学有明确慢性胰腺炎诊断的患者。需要注意的是，患者在疼痛发病后，随着疾病逐渐进展，病程后期可能会无疼痛症状，这部分患者不能称为无痛性慢性胰腺炎。

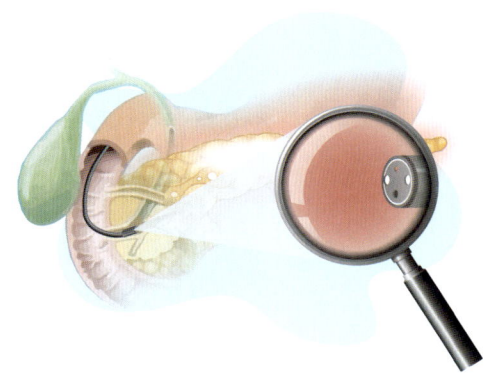

关于这一类特殊类型的慢性胰腺炎患者是否需要接受内镜治疗，目前存在较大的争议。一方面，"无痛"并不等于"无害"，无痛性慢性胰腺炎患者因为无疼痛症状，在诊断的时候很多都已经有胰腺功能耗竭的症状，胰腺功能较差，表现为脂肪泻（大便带油、黏性大且味道难闻）或者糖尿病，继而出现营养不良、体重下降等，可能会影响患者的生活质量，导致情绪不佳、心理压力大。而介入治疗可能存在潜在益处，如延缓胰腺功能退化，目前有部分研究证实内镜治疗后患者的症状好转，胰腺功能指标也有不同程度的缓解。然而，从另一角度来讲，无痛性慢性胰腺炎患者由于其无疼痛症状，对生活质量影响较小，患者对自身健康状况较为满意，这类患者进行保守治疗，服用胰酶，可以节省开支，给个人及国家减轻经济负担。

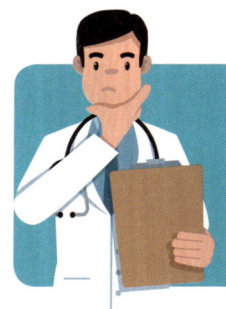

综上所述，目前关于此类患者是否需要积极内镜介入治疗尚无定论，临床医生会结合患者诉求、病情进展等来给予相应对症处理措施，但个体化精准诊疗方案仍需要进一步的研究确定。

65. 慢性胰腺炎患者如何控制血糖

随着患慢性胰腺炎的时间延长，糖尿病的发病率逐渐升高，多数患者心理或经济上难以承受糖尿病和慢性胰腺炎两种疾病的沉重负担。与 2 型糖尿病患者相比，慢性胰腺炎相关糖尿病患者的低血糖、癌症等并发症发生率及死亡率更高。因此，血糖控制的良好程度关系到慢性胰腺炎患者的身心健康及病情预后。

规范控制血糖，要从血糖控制目标、血糖控制方法两方面入手。慢性胰腺炎相关糖尿病患者的血糖特点呈一定"脆性"，通俗来说，就是血糖波动大，不易控制，且容易发生低血糖，需要像花瓶一样细心保护。目前糖尿病专家普遍认为糖尿病患者应该有一个总体的血糖控制目标，比如：① 空腹血糖（晨起饭前）不超过 7.2 mmol/L，餐后 2 小时血糖不超过 10.0 mmol/L，每 3 个月复查糖化血红蛋白不超过 7.0%；② 预防和减少糖尿病相关并发症的发生；③ 慢性胰腺炎相关糖尿病患者因血糖波动较大，血糖控制目标可相对放宽。

在确定血糖控制的目标后，就可以向着目标有序进发！糖尿病和慢性胰腺炎都属于慢性疾病，需要医生和患者共同协作打一场持久战，糖尿病常见的治疗手段就是"五架马车"——饮食控制、运动疗法、药物治疗、血糖监测、糖尿病教育。如果说糖尿病疗法是"五架马车"，那么慢性胰腺炎的治疗手段就是"五大法宝"——止痛治疗、低脂饮食、体外震波碎石术、内镜治疗、胰酶替代治疗。患者可以在专科医生指导下选择个体化的治疗方案，除积极治疗慢性胰腺炎这一原发病外，还可以从以下几个方面进行血糖控制：① 饮食方面：保证每日总热量摄入，健康饮食，少食多餐，低盐少糖，多食用富含纤维素的食物如杂粮、蔬菜等；② 生活习惯方面：保证睡眠、适度运动、戒烟限酒、保持身心健康、避免体重超重或过轻；③ 监测血糖：在医生指导下监测血糖，保证血糖在正常范围内；④ 降糖药物选择：在内分泌科医生指导下根据血糖情况选择降糖药物，常见的降血糖药物包括格列美脲、西格列汀、瑞格列奈、阿卡波糖、二甲双胍、利拉鲁肽、胰岛素等，不可随意增减药物用量或不规律使用药物；⑤ 定期随访：定期至医院复查糖尿病相关检查，预防糖尿病并发症的发生。

血糖升高非小事，规范控糖需躬行，及时寻医定方案，身体健康才心安。

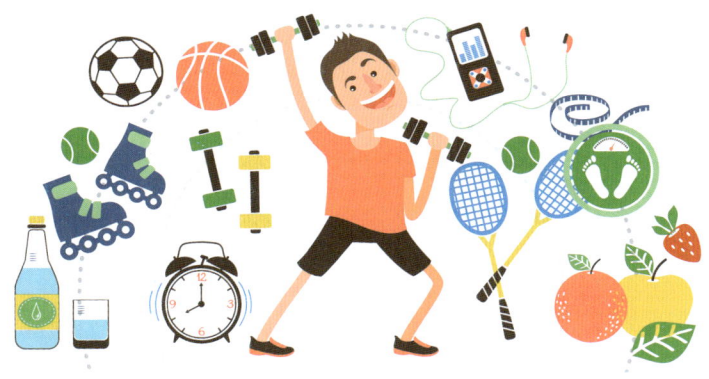

66. 慢性胰腺炎患者需要服用胰酶吗

作为身体最重要的消化器官之一，胰腺承担着人体70%～75%的消化工作。作为一种慢性疾病，慢性胰腺炎需要及时治疗和长期管理。慢性胰腺炎会导致胰腺进行性萎缩、胰液分泌异常、胰酶分泌不足，从而出现胰腺外分泌功能不全。胰酶是胰腺分泌的消化酶，可以分解蛋白质、脂肪和碳水化合物等营养物质。在慢性胰腺炎中，胰腺可能无法分泌足够的胰酶，导致消化不良和腹泻等问题。因此，在慢性胰腺炎的健康管理中，服用胰酶是一种非常重要的替代治疗手段，这也是全球胰腺病专家的共识。因此，大多数慢性胰腺炎患者需长期服用胰酶，对于出现脂肪泻等严重胰腺外分泌功能不全的患者，还应根据症状调大服用剂量。

服用胰酶对于慢性胰腺炎的治疗有以下好处。

首先，胰酶可以帮助消化食物。由于胰腺分泌的胰酶不足，食物消化可能受到影响。服用胰酶可以帮助分解食物中的营养物质，减轻消化负担，使食物更容易被消化和吸收。

其次，可以帮助改善腹泻。慢性胰腺炎患者常常出现腹泻问题，这可能与胰酶分泌不足有关。

再次，可以减少疼痛和不适。服用胰酶可以减少慢性胰腺炎患者因消化不良和腹泻等问题引起的疼痛和不适。

最后，规律服用胰酶可以改善患者的营养状况。慢性胰腺炎患者可能存在营养摄入不足的问题，服用胰酶可以帮助吸收营养物质，改善患者的营养状况。

需要注意的是，随餐服用胰酶效果最佳，胰酶的起始剂量为每餐服用25 000～50 000单位，即常见的胰酶肠溶胶囊2～5粒，吃零食或者辅食时服用剂量减半，若腹泻症状未缓解或者仍存在严重脂肪泻，可以适当增加剂量，并且应坚持规律服用，勿随意减量或停用。

如果部分患者无法吞咽胰酶胶囊，可以打开胶囊，将里面的药物放入一勺冰冷的酸性食物（如水果泥、苹果酱或者酸奶）中吞咽，吞咽后用冷水或者常

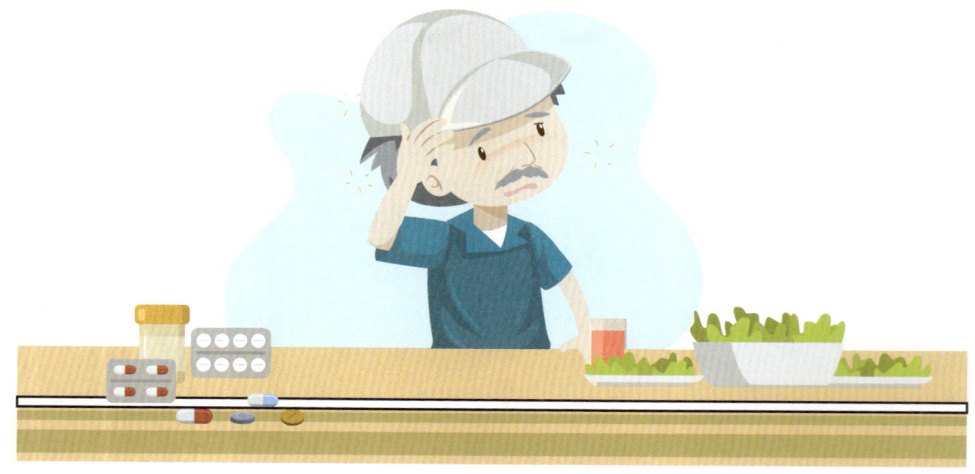

温水漱口，以确保口腔中没有颗粒残留，因为残留的颗粒有导致口腔溃疡的风险。戴假牙的患者需要额外注意，颗粒不可以咀嚼或者压碎，因为这会使得颗粒表面的涂层破裂，导致胰酶破坏人体组织。

67. 常见的胰酶类药物有哪些

胰酶是胰腺分泌的一种消化酶，它是一种混合物，主要成分为胰蛋白酶、胰淀粉酶和胰脂肪酶。其中，胰脂肪酶可以帮助消化脂肪，胰蛋白酶可以分解蛋白质，胰淀粉酶可以消化淀粉类食物。这些酶在消化过程中起到至关重要的作用。

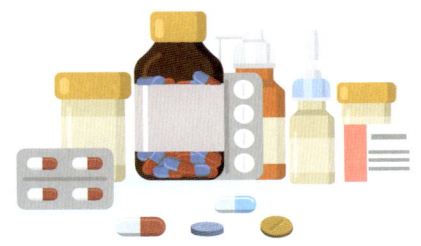

常见的胰酶类药物

胰酶肠溶胶囊：这是由三种主要胰酶组成的混合物，包括胰蛋白酶、胰淀粉酶和胰脂肪酶。它一般用于治疗消化不良、食欲不振、腹泻等症状。可以在随餐或饭后服用，pH敏感性包衣，保证适时、适地释放胰酶，即使在十二指肠的中性或碱性环境下也极易崩解，并且不会受到胃酸的影响。

复方消化酶胶囊：这种胶囊含三种成分不同、相互独立的膜衣片，里面分别包含不同种类的消化酶，可根据不同的pH分别于胃底、胃窦及十二指肠三个不同部位中崩解释放并发挥作用。针对胃肠腔内不同部位的消化特点补充消化酶，以增强对摄入的蛋白质、脂肪、碳水化合物及纤维素的消化和吸收，缓解消化不良症状。此外，由于其包含了熊去氧胆酸，也具有一定的利胆作用。

米曲菌胰酶片：这类复合制剂含有胰酶、米曲菌霉提取物、蛋白酶和淀粉酶。根据胃肠的pH设置了不同敏感程度的药物包衣，确保胃酶和胰酶分别在胃和小肠准确定位后释放。外层胃溶衣在胃内溶解，迅速释放出米曲菌酶，对胃内的蛋白质、淀粉和纤维素进行分解；内层肠溶衣可保护核心的胰酶免受胃液破坏，保证胰酶在肠道释放，在肠道内发挥消化作用。

复方阿嗪米特肠溶片：它是一种新型消化酶制剂，包含阿嗪米特、胰酶、二甲硅油及纤维素酶。阿嗪米特为一种强效促进胆汁分泌的药物，不仅能提高胆汁分泌量，还可以增加胰酶的分泌量。二甲硅油可消除腹部气胀。该制剂具有促进胆汁分泌、补充多种消化酶、减少肠腔气体等多重作用。

胰酶通常随餐服用效果最佳，根据症状和饮食习惯，每个人服用的剂量也有不同。不同类型胰酶药物的作用范围和效果略有不同，可根据患者的症状和需要选择合适的药物。例如，对于脂肪消化不良的患者，脂肪酶可能更为适合；对于消化不良和食欲不振等症状，复合酶制剂可能更为适合。最后，不同类型的胰酶药物可能来源于不同的动物或植物，这可能会影响患者的适用性。例如，对于猪肉过敏的人而言，需要谨慎使用复方胰酶片中的猪胰腺来源的胰脂肪酶。

68. 胰酶需终身服用吗

慢性胰腺炎会导致胰腺分泌胰酶功能受损，胰酶替代治疗不仅仅局限于合并有脂肪泻的患者，即便饮食清淡、大便正常的慢性胰腺炎患者也需要终身服用胰酶，尽可能减少胰腺的负担。

对于多数进展期慢性胰腺炎患者来说，由于病情不稳定，胰腺功能持续受损，需要终身服用胰酶来帮助身体消化食物。这些患者如果不长期服用胰酶，可能会导致消化不良、脂肪泻等症状加重，从而影响生活质量。此外，长期服用胰酶还可以预防消化不良的发生，降低胃肠道负担，从而对身体健康有益。这些患者应该通过饮

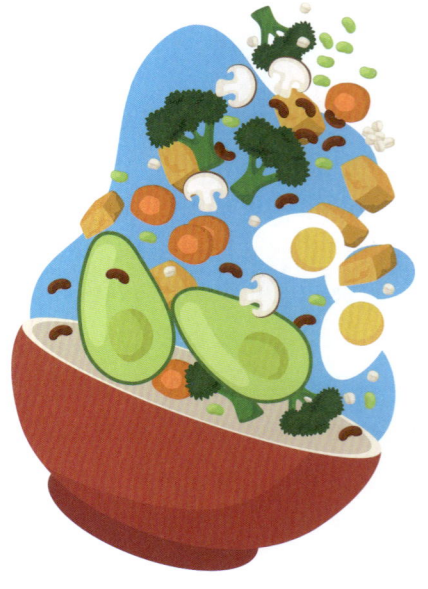

食调整等方式来改善消化不良等症状,并定期进行检查和随访。

此外,除了长期规律服用胰酶,患者应该定期进行检查和随访,并在医生的指导下调整用药,以避免副作用。同时,慢性胰腺炎患者还应该注意饮食和生活习惯,如合理搭配饮食、控制饮食量、避免暴饮暴食等,以改善消化不良等症状,提高生活质量。

对于慢性胰腺炎患者来说,即使饮食清淡、大便正常,但如果存在胰腺外分泌功能不全(通过临床检测),也需要服用胰酶来帮助消化食物。胰酶是一种消化酶,可以帮助人体消化脂肪、碳水化合物和蛋白质等营养物质。另外,轻中度胰腺外分泌功能不全的患者,尽管由于患者清淡饮食,脂肪摄入量少,胰腺仍有部分代偿能力,粪便看似正常,但实际也存在胰腺外分泌不全。规律服用胰酶能显著减轻胰腺外分泌功能不全的症状,增加体重,改善脂肪吸收,改善脂溶性维生素和微量元素的吸收,预防消化不良相关并发症(如营养不良等),提高患者生活质量。

此外,最新的国际指南指出,在饮食方面,除非有特定原因的脂肪不耐受,并不推荐慢性胰腺炎患者低脂饮食,因为这会加剧营养不良。因此,推荐胰酶替代治疗联合正常饮食,但不要暴饮暴食。

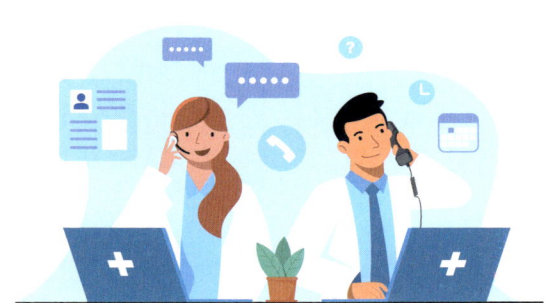

69. 胰酶有副作用吗?孕妇是否可以服用

俗话说"是药三分毒",胰酶作为一种药物,也可能会引起一定的不良反应,主要是以胃肠反应为主,但研究表明,只有极少数患者服用胰酶后会出现不良反应。

胃肠道反应:胰酶可能会引起胃肠道刺激,导致恶心、呕吐、腹泻、便秘等症状。尤其是在过量服用或者空腹服用的情况下,胃肠道反应更加明显。

过敏反应:胰酶可能会引起过敏反应,尤其是对于有过敏史的患者,可能会出现皮疹、瘙痒,以及呼吸急促、喉咙肿胀、血压下降等症状。

此外,服用胰酶也应注意口腔问题。胰酶里面含有酶,可能会对口腔黏膜造成刺激，导致口腔疼痛、舌头麻木等症状，如果患者吞咽过程中咬碎胰酶可能会导致口腔溃疡。

最后，极罕见的部分患者可能会出现心跳过速、心慌等症状，超量服用可能会引起肝损伤，导致肝功能异常、肝脏疼痛等症状。慢性胰腺炎急性发作活动期，由于胃肠需要休息，胰酶应暂时停用。

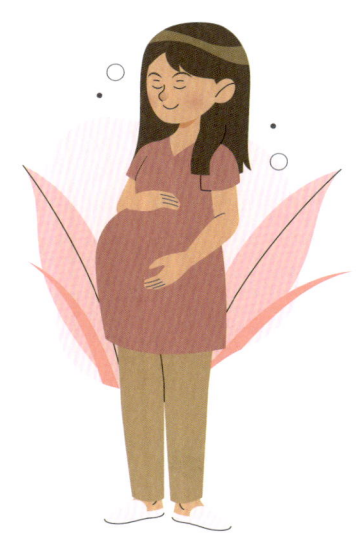

慢性胰腺炎患者在怀孕期间是需要服用胰酶的，但是服用胰酶的数量、种类应在医生的建议下进行，不可自行随意服用，目前尚无研究证实服用胰酶是否会对胎儿造成不良影响。孕期服用胰酶虽然有可能会导致胃肠道不良反应，但概率较低，如果孕妇在妊娠前已在服用且并未出现不适，则妊娠时仍可继续用药。在孕程中，孕妇应该加强营养监测，根据营养情况及时调整胰酶剂量。同时，孕妇在怀孕期间也应该注意饮食禁忌，避免食用对身体有害的食物，保持健康的饮食习惯，为胎儿的健康发育提供保障。

70. 胰管结石需要治疗吗

在门诊经常会遇到很多患者，他们在单位体检时发现存在胰管结石，但是自己并未感到明显的腹痛，于是纠结胰管结石是否需要治疗。对于单发小结石、胰管不扩张（< 5 mm）且腹痛不明显的患者，可以考虑保守治疗，包括抗感染，应用生长抑素，缓解疼痛，改善胰腺内、外分泌不足，但是这并不能去除原发病灶，有胰腺炎再次发作的可能，无法达到根治效果。

随着慢性胰腺炎病程延长，胰管结石会逐渐变大，数量逐渐变多，会导致胰液排出受阻、胰腺实质高压和局部缺血，且与胰源性疼痛和胰腺内、外分泌功能减退密切相关。在临床表现上，虽然每个人不尽相同，往往缺乏特异性，但最常见的临床症状是上腹痛，与胰管炎性狭窄阻塞、胰管内压力增高有关。当胰头结石压迫胆总管或堵塞共同通道，或炎症引起共同通道狭窄亦可以诱发梗阻性黄疸。因此，去除结石可以有效缓解慢性胰腺炎症状。

由于传统内科保守治疗并不能解决胰管结石梗阻的问题，仅能对疼痛等情况进行对症处理，患者病情常有反复。胰管结石导致疼痛性慢性胰腺炎时，常采用内镜逆行胰胆管造影术（ERCP）。但是当结石比较大的时候，会导致取石失败，这就需要胰腺体外震波碎石术（P-ESWL），震碎的结石再通过 ERCP 的方式取出来。

对于慢性胰腺炎合并胰管结石的患者，P-ESWL 和 ERCP 是目前主要的治疗手段。P-ESWL 联合 ERCP 有助于提高治疗成功率。对于同时有胰管结石和胰腺假性囊肿的患者，以及慢性胰腺炎堵塞主胰管的钙化结石患者，建议 ERCP 术前行 P-ESWL。对于巨大胰管结石患者，可以置入临时性支架扩张胰管以辅助取石。对于无法开展 P-ESWL 或经 P-ESWL 充分碎石后结石仍未碎裂的患者，可考虑行胰管腔内碎石术。常用的腔内碎石术有液电碎石术和激光碎石术。

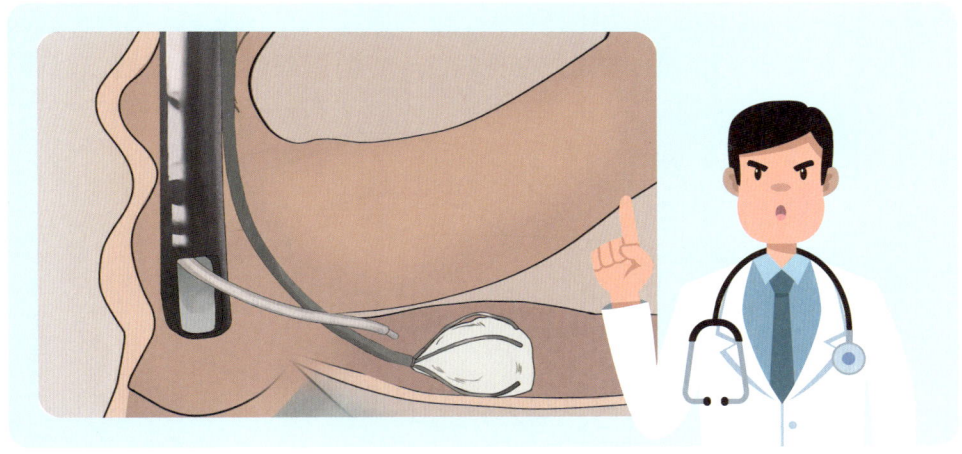

胰管结石大多为不规则形状，若发生在胰管分支中，这就给内镜取石增加了难度，对于 ERCP 不能确保结石完全取出并达到胰液充分引流的患者，可采用外科手术治疗。胰管结石的外科术式众多，可细分为引流术、切除术及引流联合切除术等。其中后者最常见，该类术式包括 Beger 术、Frey 术、Berne 术及一些改良术式，这些术式主要区别在于胰头的切除范围、胰颈部是否离断及胰管是否切开。具体选择何种术式主要取决于胰管扩张程度、结石的部位和形态，以及是否合并肿块等。常见的术后并发症有出血、急性胰腺炎、胰瘘、胆管损伤等。此外，长期随访研究发现早期手术（最长不超过诊断慢性胰腺炎后 2～3 年和 / 或内镜介入次数少于 5 次）相较于晚期手术患者，慢性疼痛缓解更明显，最大程度保存了胰腺的内、外分泌功能。

71. 什么是胰腺体外震波碎石术（P-ESWL）

P-ESWL 是一种微创治疗方法，主要用于慢性胰腺炎中胰管结石的治疗。

具体原理如下：首先，患者需要躺在体外震波治疗床上，设备会产生一系列高能量的震波脉冲，这些脉冲通过传导媒质（如水或凝胶）传递到患者的胰腺部位，这些震波脉冲能量会在胰腺内聚焦，针对性地作用于结石，当震波脉冲到达胰腺内的结石时，它会在结石上产生一种称为"应力波"的作用力。这就好比"隔山打牛"，将冲击波从体外准确无误地传给"疯狂的石头"，使其粉碎，可以不开刀，无创口，就能在短时间内轻松地将胰管结石排出。应力波的能量很大，能够直击结石表面，产生冲击力和高压波，从而导致结石的破碎。这种震波碎石的原理类似于水波传递到岩

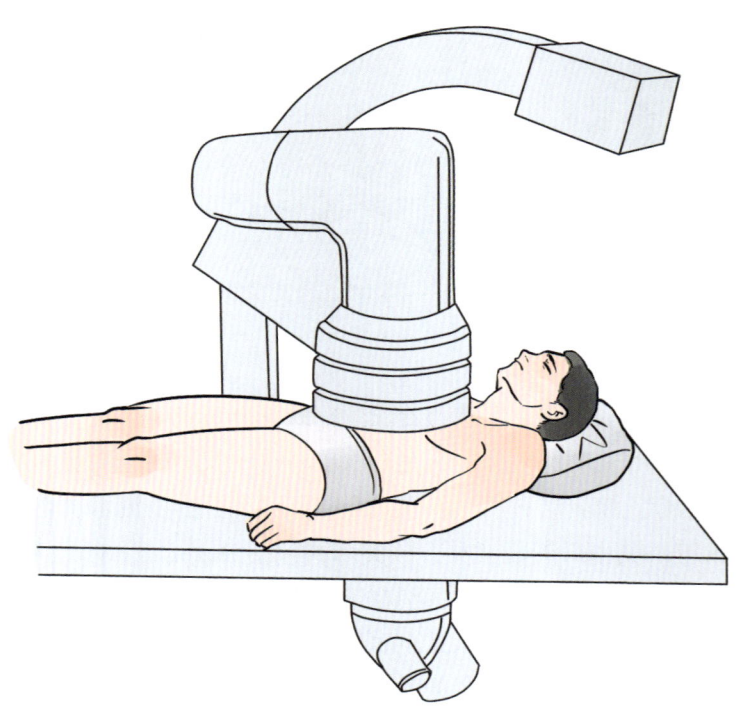

石上的情况，岩石表面受到的压力会导致岩石破裂。同样地，震波脉冲的作用会使胰腺内的结石受到破坏，从而使其变成更小的碎片。当结石碎裂成小颗粒后，部分结石会通过胰腺的自然通道进入肠道，最终随着粪便排出体外。

胰腺体外震波碎石术相对来说是一种安全有效的治疗方法。它具有微创和术后恢复快的优点，可以有效缓解胰管结石引起的疼痛和炎症，并促进部分结石的排出，作为一种微创的治疗方法，已经在临床上得到广泛应用。

72. P-ESWL是怎么操作的

胰腺体外震波碎石是利用高能量的震波来粉碎结石，是胰管结石的主要治疗方式之一。由于胰腺位于腹腔深部，周围有许多重要的器官和血管，胰腺体外震波碎石相对较复杂，因此在操作过程中需要更精确的定位和更小心的操作以避免损伤周围组织。下面将详细介绍胰腺体外震波碎石术（P-ESWL）的操作流程。

术前准备

（1）知情同意：实施操作前，医生会与患者或家属沟通，告知手术存在的风险及替代治疗方案，由患者或其指定委托人签署书面知情同意。

（2）术前评估：术前应行血常规、凝血功能、肝功能、肾功能、血淀粉酶、癌胚抗原、糖类抗原19-9，以及腹部（胰腺）增强CT、心电图及胸片等检查。有条件的内镜中心会在麻醉前在数字胃肠X线机下拍摄胰管结石定位片，以利于制订碎石方案及后续评估碎石效果。

（3）术前准备：长期抗凝治疗的患者，经相关专科充分评估后，行P-ESWL前应考虑调整有关药物。如服用阿司匹林、非甾体抗炎药（NSAID）、活血化瘀中药、选择性5-羟色胺再吸收抑制剂等，应停药5～7天；服用其他抗血小板凝聚药物（如氯吡格雷、噻氯匹定等），应停药7～10天；服用华法林者，可改用低分子肝素或普通肝素，待内镜治疗后恢复。

正在接受抗凝治疗（如阿司匹林、华法林、氯吡格雷、达比加群、利伐沙班等）的患者，在决定行 P-ESWL 前，应在相关专科医师指导下进行临时停药或桥接抗血栓治疗等，纠正潜在的凝血功能障碍后再行 P-ESWL。碎石通路上肠道气体过多会影响结石定位及碎石效果，手术当日可通过腹部按摩、运动或口服二甲硅油等方法减少肠道气体。手术术前禁食至少 6 小时，禁水至少 2 小时。此外，术前需建立静脉通道。

术中操作

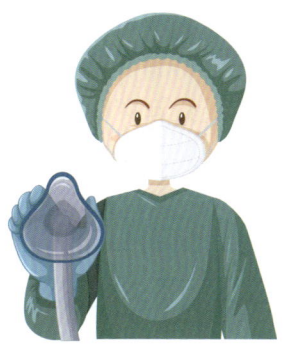

（1）麻醉：碎石期间需应用麻醉技术保障患者生命安全，减轻患者疼痛等不适感，同时减少肢体运动和大幅度呼吸运动导致的结石脱靶。常用的麻醉方式有静脉麻醉、硬膜外麻醉和全身麻醉。术前麻醉医生会对患者全身状况进行评估，根据实际情况选择合适的麻醉方式。无论使用何种麻醉方式，均会进行心电图、无创血压、经脉搏血氧饱和度监测。碎石过程中麻醉医生全程在场，负责术中麻醉管理与监护。

（2）碎石流程

1）治疗体位：P-ESWL 治疗开始前，应确保治疗头与治疗床位于相对合适的位置。目前常用治疗体位为平卧位或右侧 30° 角仰卧位。

2）皮肤耦合：超声凝胶可用作震波治疗头的耦合介质，操作时会选择合适的水囊耦合压力，确保水囊和患者皮肤之间的充分耦合。

3）结石定位：结石定位采用单束 X 线定位，利用旋转式 C 形臂分别在冠状面和横断面定位结石，确保定位精准。定位过程遵循以下顺序：C 形臂位于正中位对结石在冠状面投影进行瞄准定位；顺/逆时针旋转 C 形臂至 30°角，对结石在横断面投影进行瞄准定位；C 形臂恢复至正中位二次确认冠状面的结石定位状态。

4）治疗参数设置：碎石开始后逐步增加能级和频次，目标能级 4～6 级，震波频率至 60～120 次/分。单次 P-ESWL 疗程震波数不超过 5 000 次。

5）术中监控：碎石治疗过程中，约每 500 个震波及在每次增加能级前，会及时透视检查靶心是否偏离结石。若碎石焦点偏离目标结石或需更换目标结石，会相应移动治疗头进行微调定位，以保证碎石效果。

6）碎石后效果评估：当目标结石粉碎为小于 2～3 mm 的碎片时，定义为碎石成功。粉碎的结石在 X 线下表现为结石区域颜色变浅、目标结石形状改变或有排石现象（如向肠腔排石时 X 线下结石影可呈流沙样）。

术后处理

根据麻醉方式，患者应按照相关规定进行复苏并严密观察生命体征。碎石术后禁食、禁水，予以抑酸及补液治疗，术后 2～6 小时监测胰酶变化。术后 24 小时查血常规及血淀粉酶，会根据情况逐步恢复饮食。在患者无术后并发症情况下，可每天连续进行碎石，直至碎石成功。若隔天碎石，可适当恢复饮食，有利于结石自发排出。

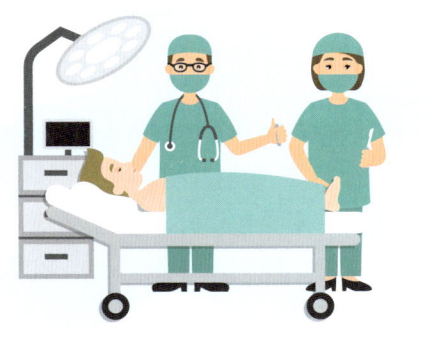

73. P-ESWL 会有并发症吗

会有并发症！虽然胰腺体外震波碎石是一种安全有效的治疗方法，已被广泛应用于临床，但是在碎石过程中可能会对胰腺和胰管造成一定的损伤，不过通常情况下这种损伤是可控的。P-ESWL 治疗后的不良事件根据严重程度可分为一过性不良事件和并发症。一过性不良事件是指症状轻微、无需临床治疗和不影响后续治疗方案的情况，包括皮肤瘀斑、浅表组织损伤和疼痛、血尿、急性胃肠道黏膜损伤、高淀粉酶血症（术后 3 小时急诊淀粉酶＞ 110 U/L 或术后 24 小时淀粉酶＞ 135 U/L）。并发症是指术后需要临床治疗或需延长住院时间的临床事件，主要包括术后胰腺炎、出血、穿孔、感染和石街，除此之外，还有脾破裂、胰胆瘘、肺损伤、肠套叠、急性肾功能衰竭等罕见并发症。

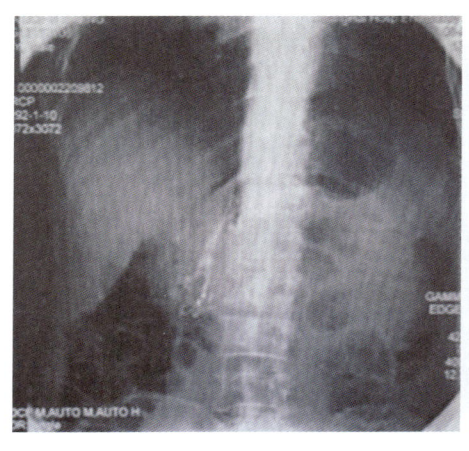
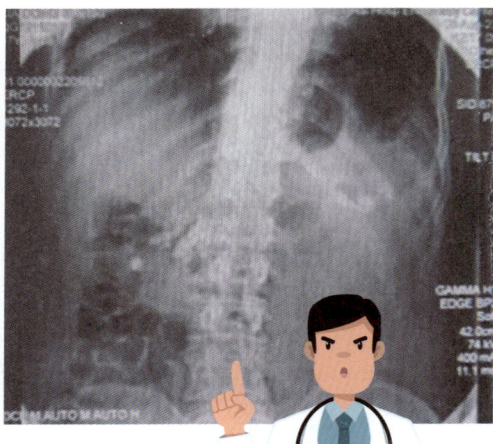

下面主要逐一介绍五大并发症。

（1）术后胰腺炎：P-ESWL 术后胰腺炎发生率约为 4%，占 P-ESWL 术后总并发症发生率的 65%，急性胰腺炎是 P-ESWL 术后最常见的并发症，胰腺分裂和既往反复急性发作是术后胰腺炎的危险因素。术后出现腹痛症状、血淀粉酶升高（术后 24 小时淀粉酶大于正常值 3 倍）及影像学表现（胰腺 CT 提示急性渗出、炎症表现），3 条中满足 2 条即可诊断。

（2）出血：术后出血发生率约为 0.3%。引起出血的原因包括肝脏损伤和血管损伤，如肝包膜下出血、肠系膜血肿及肠道出血等。轻度及中度出血可通过保守治疗缓解，重度出血需要血管介入止血或外科手术治疗。

（3）穿孔：术后穿孔发生率约为 0.3%。新发腹腔游离气体高度提示存在穿孔。若出现穿孔，需根据消化道穿孔的处理原则进行治疗。

（4）感染：术后感染发生率约为 1.9%。机制尚不清，可能的原因为 P-ESWL 过程中震波造成胃肠道黏膜水肿，黏膜屏障受损导致微生物入血，进一步引起机体感染，出现感染后需积极进行抗感染治疗。

（5）石街：P-ESWL 术后可能出现碎石阻塞胰管的情况，临床上将其称为胰腺"石街"。粉碎后的结石聚集胰管流出道导致急性胰液流出障碍，CT可见胰管较前明显扩张，伴或不伴急性胰腺炎，患者可能出现止痛药不能缓解的剧烈腹痛，严重时可危及患者生命。术后石街发生率约为0.4%，一旦发现，应及时行ERCP（内镜逆行胰胆管造影术），必要时再次行P-ESWL。

74. 胰管结石取出后能减轻疼痛、脂肪泻吗

胰管结石是慢性胰腺炎病程中常见的病理现象，发生率高达90%，结石可导致胰管梗阻、胰腺实质高压和局部缺血，诱发腹痛频发，并加快胰腺功能衰退，去除胰管结石是缓解慢性胰腺炎症状的重要环节。

首先，胰管结石取出后不一定能够减轻疼痛症状。胰管结石导致胰管及胰腺实质压力增高是引起慢性胰腺炎疼痛的原因之一，它可使胰腺局部组织缺血、损伤，产生疼痛。多项研究表明，解除胰管梗阻（如去除胰管结石）后患者腹痛症状能够改善，然而，仍有少数患者疼痛不能缓解，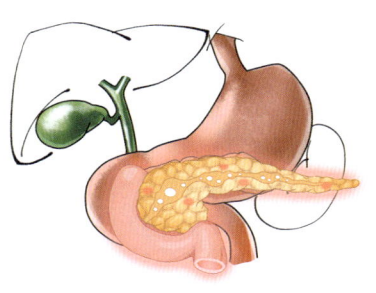这是由于疼痛发生并不是单纯由胰管及胰腺压力升高引起，还与神经重塑、中枢敏化（对疼痛更加敏感）及神经源性炎症（局部炎症引发疼痛）有关。

其次，胰管结石取出后并不能完全改善脂肪泻症状。去除胰管结石可以缓解胰酶分泌受阻，能一定程度上缓解脂肪泻症状，但是无法从根本上解决脂肪泻的问题。脂肪泻的治疗首选胰酶替代治疗，患者需要长期服用胰酶，同时限制脂肪摄入、戒烟、戒酒，对于缺乏营养物质的脂肪泻患者，通常无须口服营养制剂，应首先调整饮食来改善营养状态，一般推荐患者尽可能保持正常饮食，或少食多餐，进食高能量膳食，避免高纤维饮食。通过饮食调整，大部分患者营养状态均可改善，对于饮食干预效果不佳的患者可针对性地补充营养物质。

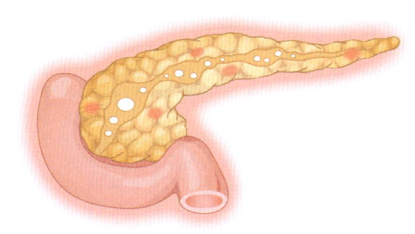

因此，去除胰管结石并不能完全消

除所有的疼痛和脂肪泻症状。一些患者在治疗后可能会仍然存在症状，或者在一段时间后出现复发症状。在术后的随访中，医生将根据患者的临床表现、实验室检查和影像学结果评估治疗的效果，制订进一步的治疗计划。

75. 胰管结石取出后会复发吗

随着医疗技术的发展，胰管结石并不算是一种疑难杂症。胰管结石取出后，就可以"一劳永逸"了吗？答案显然是否定的。

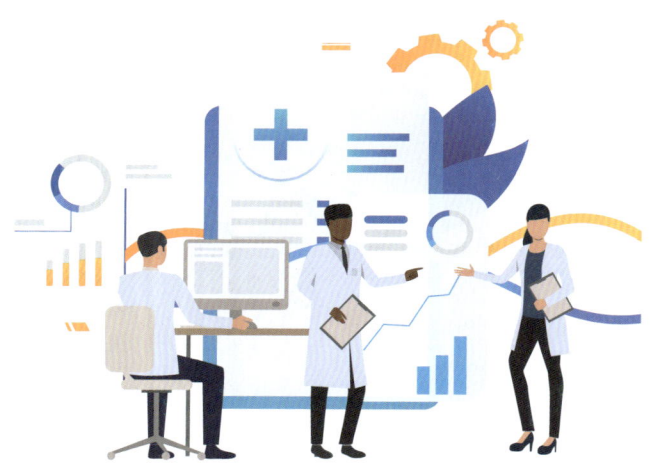

胰管结石取出后是有可能复发的。胰管结石的形成原因尚不明确，可能与吸烟、饮酒、慢性胰腺炎、胆管结石、遗传因素、甲状旁腺功能亢进等因素相关，胰管结石作为慢性胰腺炎的常见并发症之一，与慢性胰腺炎互为因果关系。慢性胰腺炎常伴随胰腺外分泌功能紊乱，表现为与胰蛋白酶相关的代谢异常、胰石蛋白的分泌减少，从而引起钙盐的沉积及蛋白栓的析出，导致结石的形成。同时，胰管狭窄引起梗阻易导致胰管结石的发生，而胰管结石进一步加重胰管梗阻，从而加速了慢性胰腺炎的疾病进程。

首先，遗传因素在胰管结石的形成和复发中扮演着重要角色。研究表明，存在家族史的人更容易出现胰管结石，并且他们的病情更有可能复发。遗传倾向可能与遗传性胰腺疾病或基因突变有关，这些突变可能导致胰腺分泌功能异常、胆道系统异常或胰腺炎等问题，从而增加胰管结石发生的风险。

其次，生活习惯对胰管结石的复发有一定的影响。长期吸烟、饮酒会导致胰管结石的形成，因此，鼓励患者戒烟、戒酒，同时建议调整饮食结构，避免高脂饮食，以减少复发风险。

除了上述因素外，还有其他一些可能增加胰管结石复发风险的因素，如胰腺功能不全、胰管狭窄、胆道疾病、甲状旁腺功能异常等。这些因素可能导致胰液排泄不畅或钙盐沉积，增加结石形成的机会。

需要注意的是，胰管结石的复发风险因人而异，并不是所有人都会复发，具体的治疗方案应由专业医生根据患者的具体情况来制订。

76. 什么是内镜逆行胰胆管造影术（ERCP）

ERCP 是消化内科常见的一种融合诊断和治疗于一体的内镜介入技术，可以用于各种胰腺、胆道的疑难杂症，是临床上不可或缺的诊疗手段之一，也是目前公认的诊治胰胆管疾病的"金标准"。具体来说，ERCP 是将内镜通过口腔，经过食管、胃部进入十二指肠降段后，在十二指肠乳头插入导管注入造影剂，由于胆囊和胰腺均在乳头的上方，其开口连接着胰管和胆管，故为逆行向上显示胰胆管内部的状况。

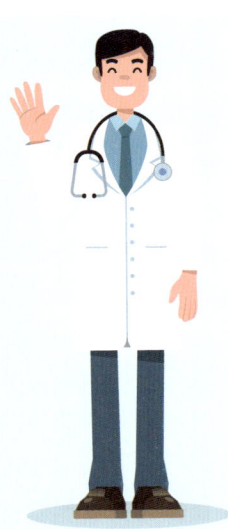

听起来有些复杂，但原理其实很简单！内镜就是一种比较柔软的管子，头部装有摄像头，可以看清前面的腔道，因此可以顺利通过食管、胃部这种较为弯曲的器官。但是，当到达胰腺和胆道的入口——十二指肠乳头时，由于洞口太小，所以只能从内镜中伸出细长的导丝进去探路。导丝进入后，负责输送造影剂的导管就可以从内镜管道伸出，沿着导丝轨迹一同进入，随后造影剂就像墨水一样从导管内按导丝预先指引的方向灌入到相应的胰管或胆道中，让内镜医生从 X 线的影像中看清内部的结构，随后造影剂会随尿液排出，除对碘化造影剂过敏的患者，通常安全性较高。

那么，这项技术为什么能够受到临床医生的信赖并广泛普及呢？首先，这项技术从头至尾都是经过人体本身存在的自然腔道，无须开辟新管道，并且从内部观察病情，定位更加准确。更重要的是，这项技术不仅仅可以通过造影诊断疾病，在此基础上，还可以行十二指肠乳头括约肌切开术（EST），或扩张狭窄乳头方便取石，或行内镜鼻胰管引流术（ENBD）和内镜下胆管支架引流

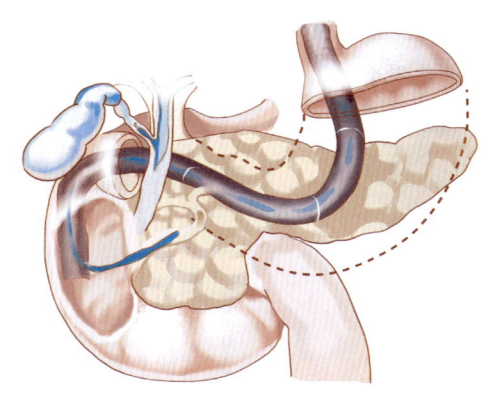

术（ERBD）疏通淤积胆汁，或行内镜下取石术取出胰胆管结石，或行内镜下支架置入术扩张狭窄胰胆管等一系列介入手术治疗。ERCP不同于外科手术，其创伤小，安全性高，有更好的治疗体验，手术时间和术后恢复时间均大大缩短。需要注意的是，内镜手术由于其专业性较强，操作门槛较高，且术后仍有一定的并发症发生率，需要专业的、经验丰富且训练有素的内镜医生进行操作。

77. ERCP是如何操作的

（1）进镜：内镜进入口腔后，先依次向下通过食管、胃和十二指肠，在到达十二指肠降段后注气扩张肠腔，从而扩大观察视野，随即可在肠壁上找到十二指肠乳头，它是胰管和胆管的共同出口，像分岔路口一样分别连接着胰腺和胆囊。

（2）插管、造影：找到十二指肠乳头后，导丝和导管从内镜前端探出并进入乳头，导丝负责指路，导管则沿导丝进入，同时通过X线的透视来辅助确定病变的位置，此时从导管中注射造影剂来更好地显示图像，从而更准确地进入相应的胰管或胆管。

（3）诊断、治疗：在进入胆管或胰管过程中如果遇到狭窄梗阻或结石，如有必要则会从内镜中展开一种专门的乳头括约肌切开刀来切开乳头，扩大开口。

当内镜医生发现管腔内有结石时，通常有两种方式可以将结石取出。第一种是网篮取石，它的原理是沿导丝放入一个金属制作的折叠并可以展开的篮子包裹住结石，轻轻关闭篮子将其封在其中，将结石拖出乳头进入十二指肠，最终随消化道排出。第二种则是球囊取石，导管被换成一个可以充气的球囊，先从结石旁经过，在其上方充气紧贴于胆管或胰管壁，随后将气囊拉出的同时拖出下方的结石，最终结石同样进入消化道排出体外。

如遇胰腺因为积液肿胀或结石导致胰管狭窄时，可以先通过一个气囊扩张狭窄的胰管，使回流通畅，再置入一个塑料支架支撑胰管，防止狭窄再次出现，通常支架会在几周后取出。若发现梗阻或可疑的肿瘤组织，可以取少量标

四 | 慢性胰腺炎如何治疗

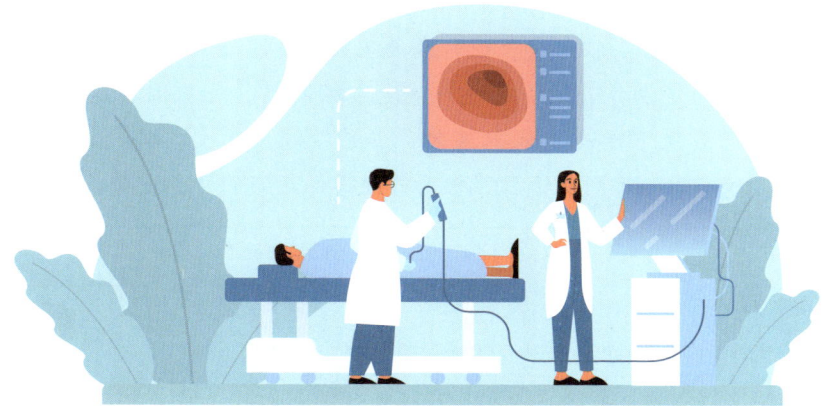

本送病理科进行检验。对于肿瘤组织增生堵塞胆管的情况，尤其是恶性肿瘤，其生长较快，阻塞较重，需要放入更牢固的金属支架，胆管通畅后可将胆汁沿胆管排出以缓解压力；另外，也可通过一条很长的导管从鼻腔连通梗阻上方仍旧通畅的胆管，将胆汁直接从鼻腔引出。但无论哪种方法都并非一劳永逸，均是对症处理方式。

78. ERCP 有并发症吗

ERCP 是一种侵入性的内镜介入治疗方法，安全性较高，但由于注射造影剂、插管、扩张、切开等操作，可能会引起人体的一些应激反应，导致并发症的出现。常见的并发症包括 ERCP 术后胰腺炎、胆管炎、出血和消化道穿孔。

> **术后胰腺炎**
>
> 是最常见的并发症之一，发病率为 4%～8%，ERCP 术后胰腺炎产生的主要原因可能有两个方面，第一，在放置导丝的过程中，导丝尖端触碰到胰腺内部的结构对其产生刺激，从而诱发胰腺炎；第二，胰腺炎也会因为造影剂注射的速度过快、压力过大及次数和用量过多产生。不同原因均会进一步使得胰腺本身的分泌功能受到不同程度的影响，导致胰腺内的淀粉酶释放，表现为术后血淀粉酶升高，24 小时内可升高至少 3 倍，严重时则会引起典型急性胰腺炎表现，出现腹痛、发热，常常伴

有恶心、呕吐等。在临床中，通常会使用生长抑素等抑制胰腺分泌功能，减少胰腺炎的发生。若胰腺炎发作，通常按照与其他原因引起的急性胰腺炎相同的方式来治疗，采取禁食、静脉输液、止痛、抗感染治疗等，对于症状加重的患者则要密切监护，并且提供良好的营养支持。

术后胆管炎

发生率为1%~5%，ERCP在诊断胆管疾病时同样也易诱发急性胆管炎，其原理与产生胰腺炎相似。因此，造影剂的注射速度一定要缓慢而均匀，当细小的胆管也显像后应立刻停止灌注，防止薄弱而细小的毛细胆管破裂。胆管直径越细时，注射速度应越慢，反应也应该越轻。同时ERCP术后也常见胆道感染，一般是缘于手术器械消毒不严格或切开不充分胆汁未能及时排出产生，放置导管引流或塑料支架都是预防胆道感染的有效方法。临床上，对于此种胆管炎通常也采取静脉输液和抗感染等措施治疗。

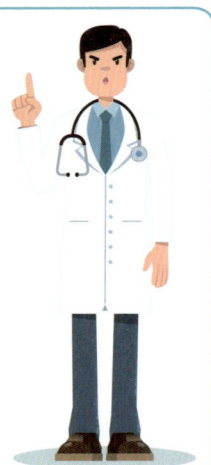

术后出血

发生率约为1%，由于ERCP过程中可能需要切开乳头，这是一种有创操作，增加了手术相关消化道出血的风险。

出血的原因较多，首先是解剖因素，十二指肠乳头血供丰富，肠壁后面存在网状血管，切割乳头时容易出血。其次是技术因素，比如切速过快、切缘凝固时间过短等。再次是疾病因素，包括严重的黄疸、凝血功能差、急性胆管炎、高血压、糖尿病、抗凝和应用非甾体抗炎药等。最后是结石相关因素，包括重复取出较大结石、机械碎石取石和切缘焦痂过早脱落等。

因此，减少手术损伤与规范操作对于预防术后出血至关重要，术后患者需要密切观察，早期发现出血，并及时进行止血药物治疗或者再次手术止血。

> **术后消化道穿孔**
>
> 消化道穿孔，也被称为肠瘘或胰瘘，这类并发症虽然发生概率较小（0.2%），但一旦出现，后果严重，所以在临床上以预防为主。内镜虽然相对柔软，但对于"薄弱"的胃肠道来说无异于螳臂当车，所以内镜医生在进镜时强调手法轻柔，切勿盲目向前，确认无阻力时再前进，在进入胃部后，要在少量注入空气开阔视野后循胃肠的沟回前进。

79. 慢性胰腺炎胰管扩张如何处理

慢性胰腺炎是一种症状顽固且难以根治的疾病，病程较长，通常胰腺本身的改变也比较明显，比较常见的有胰腺组织的纤维化、钙化和萎缩、胰管内结石、胰管狭窄和扩张等。胰管扩张是慢性胰腺炎的一种典型病理改变，一般是由于胰管近端发生堵塞引起。胰管是胰腺内部负责向肠腔内输送胰液以参与消化的通道，当胰管某处有结石或其他原因使得胰液不能顺利通过此处时，胰液淤积使得胰管远端发生扩张。此时胰腺"变硬、变小"，同时还被结石堵得"水泄不通"，好比高速路上并道，狭窄道路车辆通过缓慢不说，还产生了拥堵，最终出现扩张和狭窄交替的"串珠样"改变。在影像学上胰管粗细不均，节段性狭窄和扩张，主胰管内还可见到粗大的结石影；同时由于主胰管的堵塞，小的分支胰管也会相应扩张。慢性胰腺炎患者胰管结石导致的胰管扩张通常表现为反复腹痛，可伴左肩、背部痛，甚至出现消瘦、营养不良、食欲减低、脂肪泻等症状。

对于慢性胰腺炎导致胰管扩张的患者，首先要改变日常生活中的不良习惯，要严格禁酒、戒烟，同时也要避免进食油腻的食物和过多的肉类，适当进行锻炼。症状明显的患者需要根据个人情况采用内科治疗、介入治疗及手术治疗。

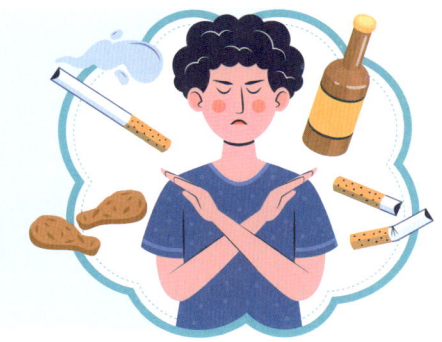

内科治疗即是"对症下药",针对症状使用相应的药物治疗,比如对于胰腺分泌功能障碍者,需要补充胰酶药物;对于维生素 D 吸收不良的患者,也可以适量补充;疼痛患者可按具体情况服用止痛药。

介入治疗主要指 ERCP 治疗,通过在胰管中放置支架或取出胰管内的结石来改善患者胰管的狭窄,从而使扩张的胰管慢慢恢复正常。

当上述治疗方式均无效时应考虑手术治疗,对扩张的胰管或失去功能的部分胰腺进行切除。值得一提的是,对于部分有明显疼痛症状并同时伴有胰管扩张的慢性胰腺炎患者,手术的治疗效果优于内镜治疗。

80. 慢性胰腺炎什么情况下需要放置支架

有些患者在就诊中,医生会建议患者放置支架,这是为什么呢?

通过内镜置入胰管支架主要目的在于扩张胰管、通畅引流。临床上多用于缓解慢性胰腺炎患者的疼痛,治疗胰管断裂及其引发的胰腺液体积聚,延缓胰腺实质功能受损,预防 ERCP 术后胰腺炎,也可以用于治疗胰腺分裂症、胰腺恶性肿瘤及定位阴性结石。

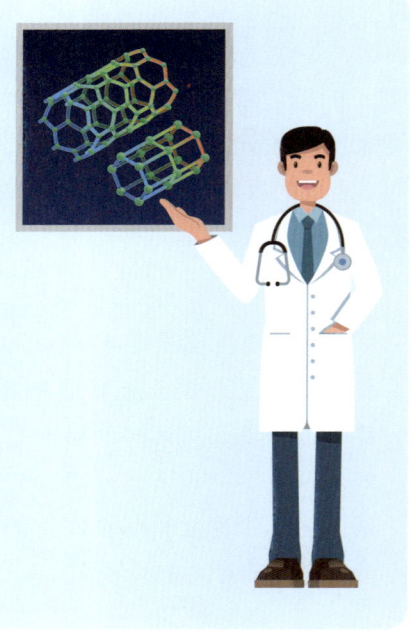

对于慢性胰腺炎患者,主胰管单发狭窄是内镜下放置胰管支架的最佳适应证。什么叫主胰管单发狭窄呢?这里要提到胰管有主胰管和分支胰管,就像树干和树枝一样。单发狭窄就是只有树干这个大的部位发生了病变。那么,决定放置胰管支架的规格与数量是怎么确定的呢?医生会根据近端、狭窄段及远端胰管的内径来评估胰管扩张或狭窄的严重程度,综合考虑留置一根还是多根胰管支架。有时也根据"先细后粗,先少后多"的原则逐步增加支撑支架的口径。2018 年欧洲胃肠内镜学会建议:合并主胰管狭窄的慢性胰腺炎患者若内镜引流后症状改善，应使用单根塑料支架连续置入1年，每6个月随访胰管造影，必要时更换支架；对于上述治疗失败的慢性胰腺炎患者，可以考虑手术或者使用多根并行塑料支架。

胰管支架也可用于胰瘘的治疗。当胰管断裂或者胰十二指肠术后，断端远端具有分泌功能的胰腺组织仍继续分泌胰液，但无法正常排入胰管，液体于胰周积聚形成胰瘘。"大禹治水，堵不如疏"，通过在胰管破裂或狭窄的部位以外插入支架，不但便于引流，而且有利于胰瘘的愈合，同时较长时间的支架留置，可以有效降低胰瘘的复发率。

对于胰管支架应该留置多长时间，是定期更换还是待症状复发后更换？2018年中国《慢性胰腺炎诊治指南》指出，对于单根胰管塑料支架，可定期或根据患者症状进行更换，支架通常留置6～12个月。如支架留置12个月狭窄未改善，可考虑置入多根塑料支架或全覆膜自膨式金属支架。

81. 慢性胰腺炎出现主胰管狭窄是否需要治疗

慢性胰腺炎出现主胰管狭窄需要治疗！

主胰管是连接胰腺和胆总管的管道，是胰腺外分泌部的导管，里面流经的就是胰液。主胰管狭窄会导致胰液引流不畅，胰管内压力增高，进而会诱发腹痛或者加速胰腺内、外分泌功能减退。因此，慢性胰腺炎出现主胰管狭窄需要治疗，治疗的主要目的是扩张胰管、通畅引流。

随着 ERCP 的不断完善，内镜治疗逐渐成为胰管狭窄的一线治疗方法，常用手段有括约肌切开术、狭窄扩张术和支架置入术。

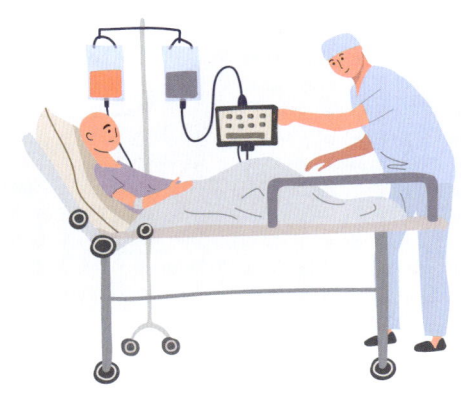

括约肌切开术，切开的是 Oddi 括约肌，位于胆管和胰管在十二指肠乳头汇合处，是控制胆胰管通道的阀门。手术切 3～10 mm 长，相当于把阀门开大，进而达到降低胰

管内压力的目的。狭窄扩张术则是采用扩张导管和气囊导管（如塑料探条、金属探条、柱状球囊）撑开狭窄的胰管。括约肌切开术和狭窄扩张术效果不持久，常作为支架置入术的先导步骤，为后续胰管支架术、组织取样活检、胰管狭窄扩张术和取石术创造条件。

胰管支架置入术在胰管狭窄的治疗中占据重要地位，术后患者疼痛完全缓解或部分缓解率可达71%和24%。治疗首选是置入单根塑料支架，可定期或根据患者症状更换支架，支架通常留置6～12个月。对于ERCP操作失败者，可采用超声内镜引导下胰管引流术，该技术难度大、风险高，仅推荐在内镜经验丰富的医疗单位开展。内镜治疗后，临床上宜评估6～8周，如果疗效不满意，可考虑手术治疗。

不同于内镜治疗，手术会造成胰腺体积的丧失，胰腺的内、外分泌功能也会相应减退。因此，在保障手术治疗效果的前提下，最大限度地保留胰腺内、外分泌功能是主要目标。手术治疗最常用的是胰管减压术和胰腺次全切除术。胰管减压术常采用胰管-空肠侧侧吻合，纵行剖开胰管，引流胰液，以达到减压目的。该手术多适用于胰管多发狭窄。对于胰头炎性包块，多采用保留十二指肠的胰腺次全切除术，其基本原理是切除胰头内的炎性肿物，从而实现充分的胆汁和胰液引流，减压十二指肠和邻近的血管。该术式在清除引起疼痛的炎性物质的同时，保持了生理通道的完整，最大程度保存了胰腺的内、外分泌功能。

由于慢性胰腺炎出现主胰管狭窄的临床表现不一，并发症各不相同，加之影像学检查所提示的病理改变形式多样，因此在治疗时应当遵循个体化原则，综合多学科意见，使患者更早地获得症状缓解和生活质量改善。

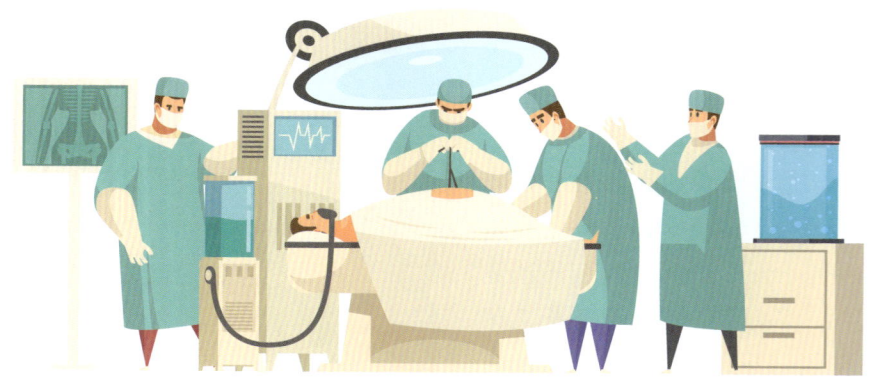

82. 胰腺萎缩如何处理

慢性胰腺炎是一种常见的胰腺疾病，其特征是胰腺组织发生慢性炎症和纤维化，从而引起胰腺功能衰竭和消化系统功能紊乱等。胰腺萎缩是胰腺组织逐渐丧失功能和萎缩的一种病理状态。慢性胰腺炎患者胰腺萎缩的发生原因多种多样，主要包括以下方面。

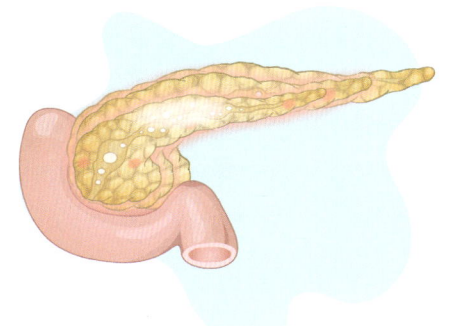

（1）胰腺炎症持久发作：长期的炎症刺激会导致慢性损伤，使得胰腺组织逐渐萎缩。

（2）酗酒：酗酒会导致胰腺慢性炎症，加重胰腺损伤和萎缩。

（3）胰腺结石：结石刺激胰腺会引起炎症反应，长期刺激胰腺，会导致胰腺萎缩。

（4）胆道疾病：胆总管狭窄、胆囊炎等胆道疾病也会导致胰腺损伤和萎缩。

随着胰腺萎缩的发展，特别是萎缩程度过重的患者，其胰酶产量受到严重影响，会影响消化和吸收。因此，胰腺萎缩的患者需要采取合适的措施来缓解症状，延缓病情进展。胰腺萎缩患者需要饮食清淡，少食多餐，避免油腻和刺激性食物。同时患者需要适当补充蛋白质、维生素、矿物质等营养物质，以减轻营养不良的症状；对于胰腺萎缩严重的患者，需要使用胰酶替代治疗。补充胰酶有助于帮助患者消化，促进营养吸收；胰腺萎缩患者还需要定期进行胰腺内、外分泌功能的检测，包括血液检查、影像学检查、胰腺功能测试等。

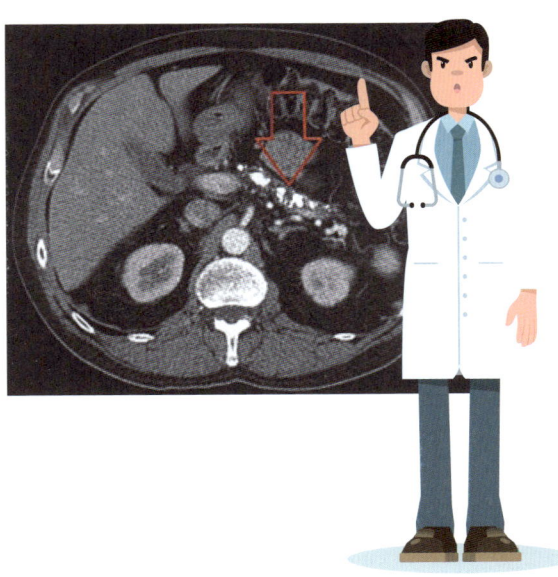

胰腺萎缩患者会出现消化功能、酸碱平衡、水和电解质平衡紊乱等，需要根据具体情况给予药物治疗，例如胰腺内分泌功能减退可以注射胰岛素，胰腺外分泌功能减退可以补充外源性胰酶。

总而言之，胰腺萎缩会对患者的生活造成较大的影响。因此，预防和治疗胰腺萎缩是非常重要的。患者应该注意控制饮食、避免过度饮酒、戒烟等，同时营养支持、补充胰酶、药物治疗等也有助于延缓病情发展。同时，患者应该定期复查，及早发现病情变化，避免疾病加重。

83. 慢性胰腺炎合并胰腺假性囊肿需要治疗吗

胰腺假性囊肿是指由于慢性胰腺炎、胰腺损伤或其他胰腺疾病引起胰腺组织损伤和炎症反应，导致组织液在胰腺内积聚形成囊肿。与真性囊肿不同，胰腺假性囊肿没有囊壁，而是由于胰腺周围的纤维组织包裹住液体而成，通常由炎症反应和组织坏死导致的胰腺分泌物积聚所致。胰腺假性囊肿可能会引起腹痛、消化不良等，并且在病情较重时可能会影响身体健康。治疗措施主要依赖于患者的病情及是否出现症状。在一些轻度的病例中，不需要进行特殊治疗，只需要定期观察和检查。但对于症状严重或囊肿较大的患者，需要积极采取治疗措施，以减轻症状和防止囊肿破裂等并发症的发生。

胰腺假性囊肿常见的治疗方法有哪些？

（1）内科支持治疗：对于直径＜5 cm且无明显症状及严重并发症的胰腺假性囊肿可先行内科保守治疗，采用抑酸、抑酶及营养支持等措施，40%～50%的胰腺假性囊肿可在6周内自行吸收。

（2）内镜治疗：包括经十二指肠乳头切开引流和经胃或十二指肠壁引流，其目的都是为了建立囊肿和胃肠道腔之间的连接，从而完成引流。国内外指南均建议，对于无并发症的胰腺假性囊肿，内镜治疗可作为首选治疗方法。

（3）外科手术治疗：目前对于多发性胰腺假性囊肿、无法排除囊性肿瘤的诊断及内镜难以处理的胰腺假性囊肿等复杂病情，需要外科手术介入，分为内外引流术和胰腺假性囊肿切除术。

（4）腹腔镜治疗：随着腹腔镜技术的快速发展，近年来临床也利用腹腔镜进行胰腺假性囊肿内引流术及切除术，其对患者造成的创伤更小，术后恢复更快。经内镜及保守治疗无效的胰腺假性囊肿，需外科治疗时优先选择腹腔镜下内引流术。

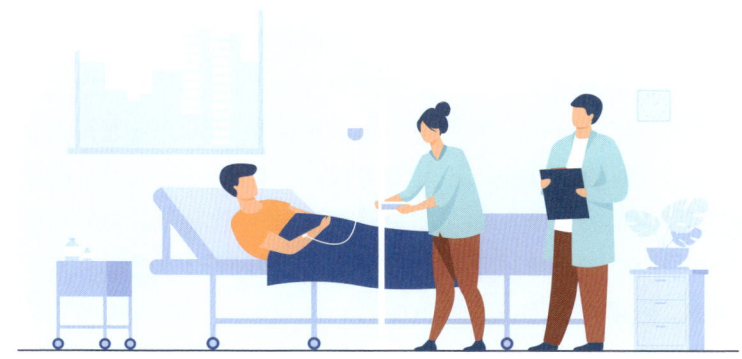

那么，慢性胰腺炎患者可以采取什么方式来预防胰腺假性囊肿的发生呢？我们认为以下几点比较重要，控制饮食——减少高脂、高糖、高蛋白质食物，以及咖啡、酒等刺激性食物的摄入，多吃蔬菜和水果；戒烟、戒酒——戒烟和戒酒是预防慢性胰腺炎及胰腺假性囊肿的有效措施；定期体检——对于已经患有慢性胰腺炎的患者，需要定期进行体检，及时发现囊肿病变，主动治疗；积极科学地治疗慢性胰腺炎——患有慢性胰腺炎的患者应该积极治疗，防止病情加重引起胰腺假性囊肿并发症。

84. 慢性胰腺炎出现胆总管狭窄应如何治疗

在慢性胰腺炎的临床病程中，胆总管狭窄是常见的并发症之一。在前文中，我们已经了解了什么是胆总管狭窄。那么，慢性胰腺炎出现胆总管狭窄需要治疗吗？

当慢性胰腺炎导致胆总管狭窄时，胆汁无法正常流入小肠，这可能会导致患者出现黄疸（皮肤和黏膜等发黄）、皮肤

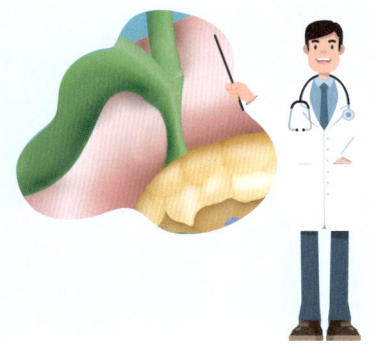

瘙痒、恶心、呕吐等不适症状。如果狭窄严重，还可能导致胆汁淤积、感染、肝功能损害等严重并发症。因此，慢性胰腺炎出现胆总管狭窄需要积极治疗。

目前临床上慢性胰腺炎出现胆总管狭窄的治疗方法有哪些？

内镜治疗是目前治疗胆总管狭窄的主要方法之一。内镜治疗可以通过内镜检查找到狭窄的位置和程度，然后进行狭窄部位拓宽和引流等，恢复胆汁的正常流动。内镜治疗具有创伤小、恢复快等优点，但是治疗效果可能受到狭窄程度、狭窄长度等因素的影响。如果胆总管狭窄较为严重，或者内镜治疗效果不佳，可能需要采取手术治疗。手术治疗可以通过开腹或腹腔镜手术等方式，清除胆管堵塞物，拓宽狭窄部位，修复胆管，恢复胆汁的正常流动。药物治疗主要针对狭窄导致的并发症进行治疗，例如抗生素治疗胆道感染、利胆药物改善胆汁流动等。但是，药物治疗的疗效有限，一般需要结合其他治疗方法。

85. 慢性胰腺炎需要外科手术吗

慢性胰腺炎是一种慢性疾病，与多种因素有关，如过度饮酒、吸烟、营养因素、遗传因素、免疫因素、胰管因素及罕见代谢因素等。如果慢性胰腺炎的病情加重，可能会导致严重的胰腺炎症、坏死、胰腺假性囊肿、胰腺癌等并发症。在这种情况下，内科保守治疗可能无法及时解除患者病痛，或无法挽救患者生命，因此，医生可能会建议患者将外科手术作为治疗方式。那么，慢性胰腺炎需要外科手术吗？下面我们来详细了解一下。

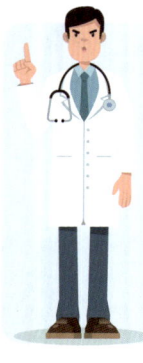

首先我们需要明确的是，并不是所有的慢性胰腺炎都需要外科治疗，进行外科治疗的患者必须具备相应的指征，在临床上，只有符合手术条件的患者，医生才会建议其进行外科手术治疗。什么情况下需要进行外科手术治疗？具体如下：保守治疗或内镜微创不能缓解的顽固性疼痛；并发胆道梗阻、十二指肠梗阻、胰腺假性囊肿、胰源性门静脉高压、胰瘘、

四 | 慢性胰腺炎如何治疗

胰源性腹水、假性动脉瘤等,不适合内科及介入治疗或治疗无效者;怀疑恶变者;多次内镜微创治疗失败者。

常用于治疗慢性胰腺炎的手术方法包括:胰腺部分切除术(胰腺体尾部切除、胰头肿块局部剜除等)、胰管切开取石+胰管空肠吻合术、胰十二指肠切除术、联合术式(指在保留十二指肠和胆道完整性的基础上,切除胰头部病变组织,解除胰管及胆管的梗阻,同时附加胰管引流,常用术式如:Beger术即保留十二指肠的胰头次全切除+胰腺远端空肠吻合术,Frey术即胰头部分切除+胰管-空肠吻合术)、胰腺体尾部切除+脾切除+贲门周围血管离断术、胰岛自体移植术等。

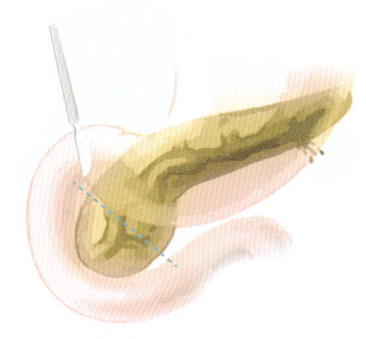

目前,临床上最广泛使用的术式为部分胰腺切除术,但如果病灶切除不完全,有较大的复发可能性。随着科技的发展,全胰腺切除术和胰岛自体移植术逐渐成熟,成为难治性慢性胰腺炎患者手术治疗方案的选择之一。全胰腺切除术和胰岛自体移植术的主要治疗适应证为:因慢性胰腺炎或复发性急性胰腺炎导致生命质量受损且药物、内镜或手术治疗均失败的顽固性疼痛患者,或遗传性胰腺炎患者或有较高胰腺导管腺癌发生风险的慢性胰腺炎患者。多项国际共识均认为,全胰腺切除术和胰岛自体移植术治疗后,慢性胰腺炎患者的生活质量得到改善。

外科手术治疗慢性胰腺炎的优点是可以延缓胰腺内、外分泌功能衰退(部分患者甚至可以恢复部分功能),解决肿块型慢性胰腺炎恶变问题。但是手术本身作为一种医源性创伤,可能会导致感染、出血、胰腺分泌功能丧失等后果,因此需要根据患者的具体情况进行

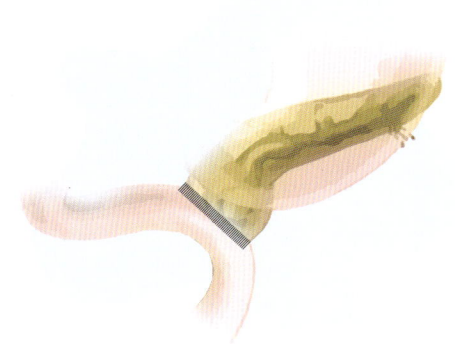

选择。在手术前,患者需要进行全面的评估,包括病情、身体状况、手术风险等方面。手术后,患者需要严格遵守医嘱,需注意休息、饮食等方面,以促进康复。

> 因此,结合现有的循证医学证据,推荐按药物治疗→内镜治疗→外科治疗的"阶梯式"(step-up)模式进行疾病干预。绝大部分患者经过正规内科治疗(如对症治疗、内镜下治疗或穿刺引流等)可解决问题,外科治疗一般作为补充治疗手段。

86. 内镜治疗较外科手术孰优孰劣

慢性胰腺炎是一种常见的疾病,常伴随着疼痛、胰腺功能障碍等症状。疼痛是慢性胰腺炎最常见的临床表现和就诊原因,超过80%的患者会出现这一症状。相较于国外,中国慢性胰腺炎患者的疼痛以间歇性疼痛为主,持续性疼痛患者仅占5%左右。目前,内镜手术和传统外科手术都可以用于治疗慢性胰腺炎以缓解患者腹痛症状,但两者有着不同的优缺点。下面我们来详细介绍内镜手术和传统外科手术在治疗慢性胰腺炎方面孰优孰劣。

我们先一起了解一下内镜操作治疗慢性胰腺炎的优点:内镜操作通过口腔、食管等自然孔道进入体内,无须切开腹部,因此创伤小,恢复快,患者术后疼痛轻。内镜手术采用显微镜操作,可以对病灶进行精准的诊断和治疗,且内镜操作风险低,对患者正常工作和生活的影响较小,大多数患者可以得到有效治疗。

但是,内镜操作并不是治疗慢性胰腺炎的"万金油",它仍然存在一定的局限性:一方面,内镜治疗需要操作医生具备较高的技术水平,需要经过长时间的专业培训和实践。另一方面,虽然内镜治疗的创伤较小,但也可能会导致ERCP后胰腺炎、术后出血、穿孔、胰管损伤等并发症的发生。

那么,外科手术治疗慢性胰腺炎又有何优势呢?传统外科手术可以通过切除部分或全部受影响的胰腺组织,从而彻底清除炎症和病变,维持长期的疗效,减轻或消除慢性胰腺炎引起的腹痛症状。同时可以处理并发症,如胰腺囊肿、胆道梗阻等,从而改善患者的状况。

四 | 慢性胰腺炎如何治疗

但是，外科手术创伤较大，需要长时间恢复，且手术风险高，可能会导致感染、出血等并发症。当然，随着外科微创技术的发展，腹腔镜和机器人手术也在慢慢普及，手术创伤大的问题逐渐不再困扰医生和患者。

综上所述，内镜治疗和外科手术可谓是各有优劣，并不存在"谁战胜谁""谁取代谁""谁比谁更高级"的说法。在临床工作中，医生会仔细分析患者病情，为患者制订个性化的诊疗方法。上海长海医院多年来积累了丰富的慢性胰腺炎治疗经验，已形成"长海 MEES 模式"。

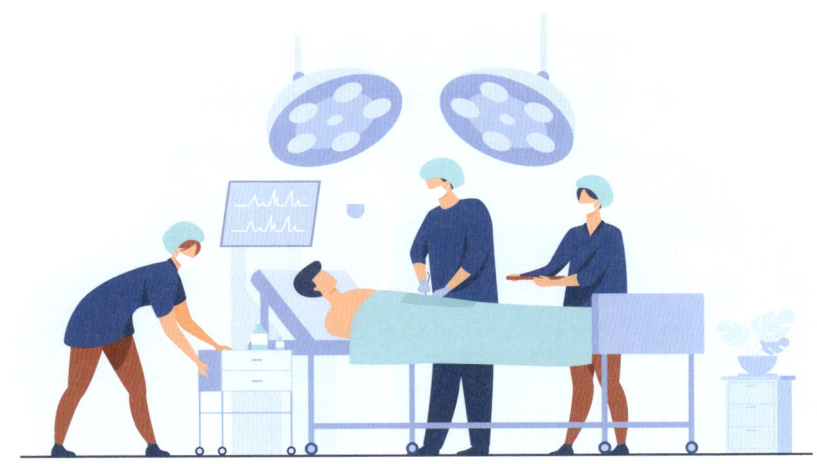

87. 慢性胰腺炎的治疗流程

按照最新的慢性胰腺炎诊疗指南，慢性胰腺炎的治疗建议采取内科药物→体外震波碎石→内镜介入→外科手术（MEES）的阶梯治疗模式。

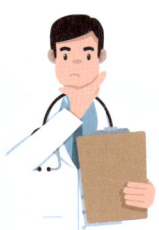

> **内科药物**
>
> 对于轻症患者，大多数情况下戒烟酒、控制饮食便可使疼痛减轻或暂时缓解。目前临床上对慢性胰腺炎患者使用最多的是胰酶治疗，胰酶肠溶胶囊在临床上使用主要是为了补充胰腺分泌的胰酶，这样对患者腹痛、腹胀、消化不良等症状会有所缓解。除了胰酶之外，还可以使用其

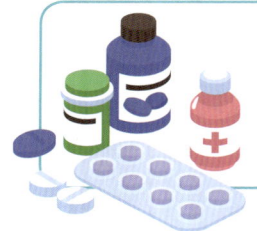
他药物,如抑制胃酸的药物,包括奥美拉唑、雷贝拉唑、兰索拉唑、泮托拉唑,减少胃酸对胰酶的破坏,让药物更好地发挥疗效。

胰管结石体外震波碎石

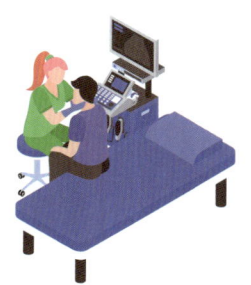
慢性胰腺炎,尤其是酒精性慢性胰腺炎,在病程中多会出现胰管结石。有文献报道慢性胰腺炎病程中胰管结石的发生率高达90%,常因结石导致胰管梗阻、胰腺实质高压和局部缺血,引起慢性腹痛和急性胰腺炎发作。胰腺体外震波碎石术(P-ESWL),通过X线或超声对结石进行定位,定位准确,对胰腺组织损伤较小,使结石在1小时内受到上千次的冲击波作用而被击碎,P-ESWL能够有效碎除以往内镜治疗无法取出的胰管结石。

内镜治疗

如果内科药物治疗不能缓解腹痛等常见症状,胰腺内、外分泌功能障碍无改善,则应考虑内镜治疗或外科手术治疗。与外科手术治疗相比,内镜治疗创伤小,并发症和死亡率较低。慢性胰腺炎内镜治疗的目的在于解除胰管狭窄,进而缓解由胰管梗阻、胰管内高压引发的腹痛等临床症状,另外,慢性胰腺炎内镜治疗还可解除流出道梗阻,恢复外分泌功能。
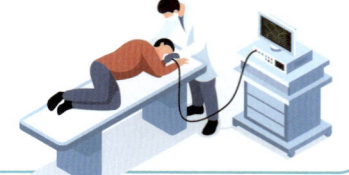

外科治疗

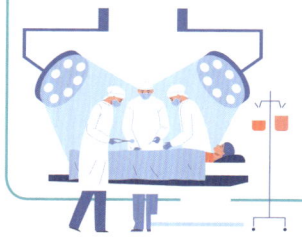
外科手术是慢性胰腺炎治疗的一个重要组成部分,手术治疗的主要目的是缓解或消除疼痛,并尽可能地保留胰腺组织功能。目前慢性胰腺炎的手术适应证有:反复发作的顽固性疼痛,伴有

严重并发症，如十二指肠梗阻、门静脉梗阻导致左侧门静脉高压、胰腺肿块不能除外恶性肿瘤等。

88. 中医如何理解慢性胰腺炎

临床上很多慢性胰腺炎患者会寻求中医治疗，那么中医是如何认识"慢性胰腺炎"这个疾病的呢？

从中医角度讲，慢性胰腺炎属于"腹痛""脾心痛""胰瘅"等范畴内，病位在胰，与肝、胆、脾胃关系密切。最早在《黄帝内经·厥病篇》中记载"腹胀胸满，心尤痛甚，胃心痛也……痛如以锥针刺其心，心痛甚者，脾心痛也"。中医认为慢性胰腺炎主要由饮食不节（过食肥甘、嗜酒）与情志失调，导致肝、脾功能失调；其病理因素则为气滞、血瘀、痰湿、湿浊、结石五大因素导致的肝胆失和、中焦气机不畅，临床表现为胸胁苦满、腹肌紧张，这是实证，所谓"不通则痛"；长期则可能导致脾胃虚弱、中焦运化功能下降，进而出现气血乏源，临床表现为食欲不振、面无血色、体弱肢冷，这是虚证，所谓"不荣则痛"。

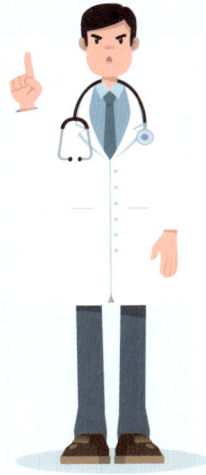

在症状上，因虚实的不同，慢性胰腺炎也有不同的表现，实证多表现为全腹或胁肋部疼痛部位固定，按之疼痛加重，或有口苦口干、腹胀、便秘、小便黄、大便酸臭，或有不消化食物及相应的舌脉表现；虚证多表现为倦怠乏力、不想吃饭、拉肚子、面黄肌瘦、自汗或盗汗。阴虚常手足心热、口干不想喝水、

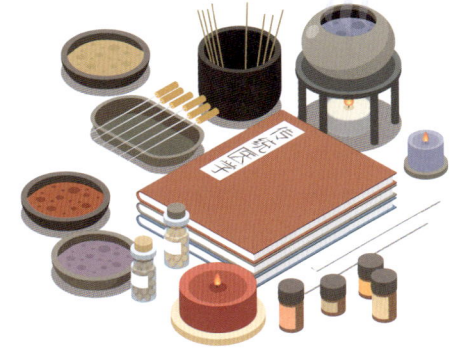

心胸部烦闷不适，阳虚常怕冷、手脚凉，气阴两虚常有饥饿却不想吃饭的感觉，或者饮食次数、食量增加仍常觉饥饿。

中医认为体质是由个体先天和后天共同呈现出的一种相对状态，包括生理和心理两大方面，不同人的体质有明显的差异性、复杂性和动态变化性。痰湿体质、湿热体质和气郁体质是慢性胰腺炎患者排名前三位的体质，也是诱导疾病发生和发展的因素。

> 总的来说，中医认为慢性胰腺炎发病原因复杂，疾病的病机演变多由实转为虚实夹杂或正虚邪实，以脾胃虚弱、气血阴阳不足为本，痰浊、食积、气滞、血瘀、湿热为标，在生活方式、饮食习惯、情绪心理、体质等原因作用下，影响疾病的进程。

89. 中医如何治疗慢性胰腺炎

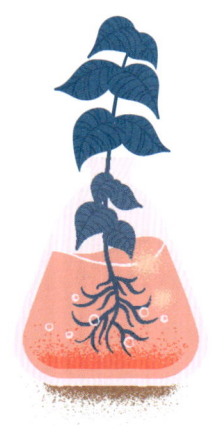

中医治疗慢性胰腺炎主要是在整体观念的指导下辨证论治，根据实则泻之、虚则补之的原则进行治疗。对于虚实夹杂、寒热错杂者，根据具体临床情况，分标本缓急、寒热轻重，确定相应的治法。治疗手段主要包括口服中药、外敷中药、针灸及身心同治。

实证见胸胁苦满、腹肌紧张，可用四逆散和柴胡桂枝汤，兼有抑郁倾向，则用柴胡疏肝散口服；虚证见面无血色、体弱肢冷、胸腹或背部疼痛，可选用香砂六君子丸、黄芪建中汤口服；伴有腹泻，则选用葛根芩连汤口服。

慢性胰腺炎急性发作见腹痛剧烈者可选用中药外敷治疗，六合丹或双柏散均含大黄、黄柏，具有止痛之效。六合丹由白及、乌梅、薄荷、白芷、木炭粉等构成，能软坚散结、清热解毒、消肿止痛，还可用于症见腹痛、腹胀、腹部包块等的慢性胰腺炎患者。双柏散含有侧柏叶、蒲公英、泽兰等药物，外敷左上腹或局部炎性包块处，能活血祛瘀、清热凉血、行气止痛。此外，还可采用中药保留灌肠、推拿、穴位贴敷、穴位注射等方法。

慢性胰腺炎也可采用针灸治疗，针灸是对一些人体穴位进行针刺，一般选足三里、内关、中脘等脾胃经上的穴位，取公孙、神阙、合谷等作为配穴，增强疗效。以毫针为主，辨证施以补法、泻法或平补平泻法，能疏通经络、行气活血、调节脏腑阴阳，以达扶正祛邪、治疗疾病的目的。

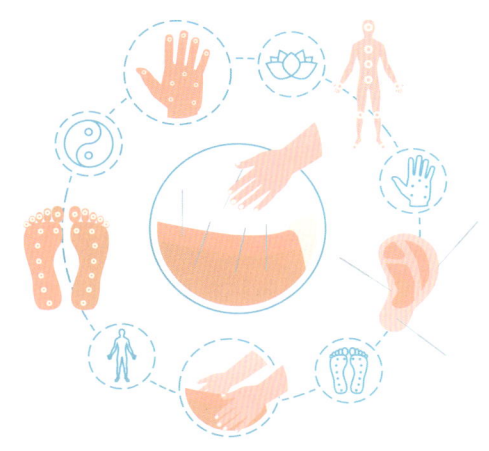

注重身心同治。中医学认为情志失调会影响脾胃功能，产生痰湿、食积、瘀血等病理产物，诱发疾病，而人们又难免产生焦虑、抑郁等不良情绪，影响疾病的预后，慢性胰腺炎患者的康复、转归、疗效和复发也由于体质原因而有一定的差异。鼓励患者节饮食、戒烟酒、调情志、避寒暑、慎起居、适劳逸，饮食宜清淡而富有营养，忌食辛辣、油腻之品，戒除不良习惯，避免暴饮暴食，生活饮食规律，保持良好的心理状态。

根据以上内容可知，中医对慢性胰腺炎通过望、闻、问、切，审因辨证，中药内服外用配合外治法调理全身以达到最佳疗效，建议中医药与西药联合使用，旨在保证临床疗效的同时减少西药的不良反应，充分发挥中医药治疗的优势和特色，实现慢性胰腺炎由表及里的诊治。

90. 慢性胰腺炎的预后怎么样

慢性胰腺炎是一种迁延不愈的慢性疾病，自然病程有其独有的特征。早期可表现为腹痛或急性胰腺炎反复发作，中期逐渐出现囊肿、左侧门静脉高压等并发症，后期多数患者会出现胰腺内、外分泌功能不全，部分患者还会发展为胰腺癌，根据文献报道，慢性胰腺炎的年死亡率约为 0.09/10 万。

（1）慢性胰腺炎急性发作的预后：主要与急性发作时的严重程度相关。如果是轻症的胰腺炎，一般治疗1周后可明显缓解，并且预后良好。但如果是重症胰腺炎，预后较差，可能会导致胰腺功能不全，出现脂肪泻、糖尿病、消瘦、腹部隐痛的症状，并发胰腺假性囊肿等，甚至在积极的抢救下仍有较高致死率。如果病因没有完全去除，随着病情进展，长期可能导致胰腺癌的发生。

（2）脂肪泻的预后：脂肪泻患者的预后通常较好，患病后如果早就诊、早诊断、及时并合理地给予相应的治疗，同时配合饮食调理，多数患者症状明显好转。但对于部分患者，如果进食不慎或身体疲乏等，症状可能会再次发生。

（3）糖尿病的预后：如果血糖水平控制不佳或者上下波动较大，糖尿病并发症会明显提早出现，这时可能会出现糖尿病视网膜病变，最终引起失明；糖尿病周围神经病变，出现双手足末端的麻木、发凉、针刺样疼痛、蚁走样感觉；糖尿病肾病，出现严重蛋白尿、肾功能不全、高度水肿，甚至于需要透析；糖尿病下肢动脉硬化闭塞症进展成糖尿病足，出现下肢破溃、溃烂、坏死，甚至于截肢。因此，有效控制好血糖，可以在极大程度上改善糖尿病的预后。

（4）胰腺癌的预后：胰腺癌是一种侵袭性高、进展快的恶性肿瘤，被称为"癌中之王"，其总体5年生存率不足11%。早期筛查、早期诊断和早期治疗是改善胰腺癌预后的关键。目前，"新辅助治疗＋手术切除＋辅助治疗"的模式已经成为胰腺癌的标准治疗方式，最长生存时间超过50个月。尽管如此，绝大多数患者在术后2年内出现肿瘤复发。因此，未来人类与胰腺癌的斗争仍然道阻且长。

慢性胰腺炎的预后受多种因素影响，在积极配合治疗的基础上，大部分患者可缓解症状，延缓病情发展；如果不积极治疗，长期的腹痛、脂肪泻及糖尿病会严重影响患者的生活质量，更有极少数患者转为胰腺癌。

五 慢性胰腺炎如何护理

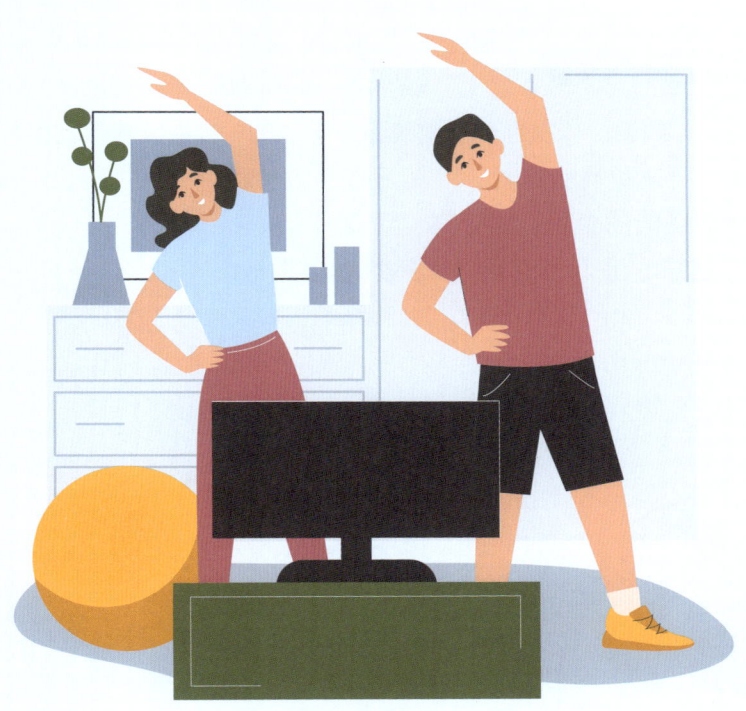

91. 慢性胰腺炎患者该如何注意饮食

从前面的内容中我们已经知道，在大多数情况下，慢性胰腺炎的症状往往不如急性胰腺炎那么突然和剧烈，但却是一个长期且反复发作的过程，随着与疾病斗争的战线被拉长，博弈的主角便从医生变成了我们自己，而健康科学的饮食和良好的生活习惯便是我们对抗慢性胰腺炎的制胜武器。那么，慢性胰腺炎患者该如何注意饮食呢？

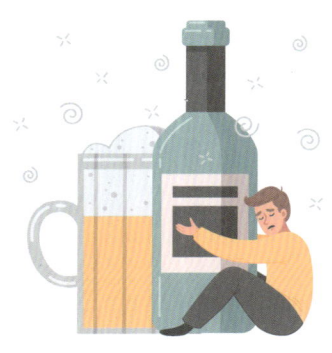

首先，便是要禁酒！酒对于胰腺来讲，就好比憨厚员工遇到了黑心老板，酒精一旦摄入，便通过刺激胃酸分泌等方式促使胰腺分泌胰液，疯狂"压榨"胰腺的劳动力，同时酒精可以使输送胰液的管道口Oddi括约肌痉挛和十二指肠乳头肌水肿，胰液排入肠道受阻，积压在胰管内，使胰腺的压力进一步提升，不堪重负的胰腺便能立刻"死"给你看。同时要禁刺激性食物，如辣椒、咖啡、浓茶等，刺激性食物也会刺激胰腺分泌，进一步加重胰腺负担。

其次，要避免高脂饮食，尤其是富含饱和脂肪及反式脂肪酸的食物，如肥肉、动物油脂、油炸食品、蛋糕、饼干和腊肠等，并禁进食过饱。作为人体内第二大的"消化工厂"，胰腺承担着人体70%~75%的消化工作。当人体摄入高脂饮食或摄入过量食物后，胰腺便接收到指令大量产出

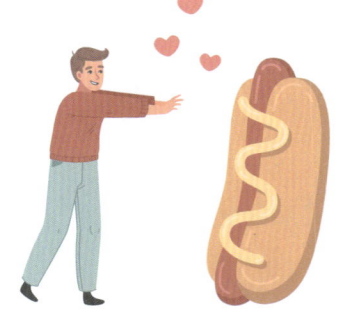

消化酶来促进消化，而慢性胰腺炎患者的胰腺本就负担过重，再执行如此大工作量的消化任务，势必会加重病情，使胰腺的情况进一步恶化。

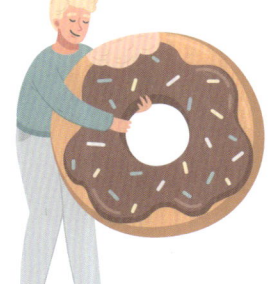

再次，要避免纤维含量非常高的饮食。因为膳食纤维过量，会抑制食物的消化和吸收，导致胰液分泌量增加，从而加重了胰腺的负担，对于已经存在腹泻的患者，可能会加重腹泻的症状。

最后，对于已经出现高血糖或者已经确诊糖尿病的患者，还需要避免高糖饮食。我们都知道糖尿病患者需要注射胰岛素，而胰岛素正是胰腺中胰岛 β 细胞分泌的激素。对于合并胰岛功能受损的慢性胰腺炎患者，由于胰腺分泌的胰岛素减少，也可能会出现高血糖和糖尿病的症状。因此，对于此类患者，控制糖的摄入至关重要。

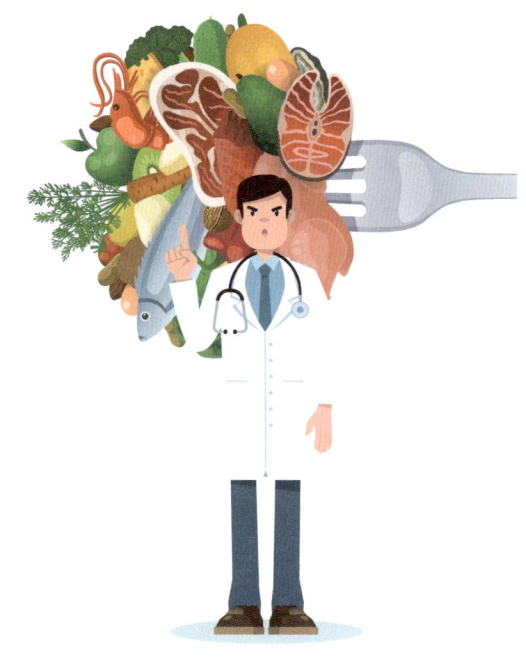

营养状况正常的慢性胰腺炎患者应坚持均衡饮食。推荐高蛋白质、低脂饮食，蛋白质每日摄入应达 70 g 以上，选用含脂肪少、高生物价蛋白质的食物，如鸡蛋清、鸡肉、虾、鱼、豆腐、牛肉等，少吃脂肪含量高的如猪肉、鸭肉、羊肉等。建议患者总能量的摄入量为每天 25 ～ 35 kcal/kg，蛋白质摄入量为 1.0 ～ 1.5 g/kg，脂肪能量的摄入占 30%。存在脂肪泻的患者应格外注意脂溶性维生素的补充。需要注意的是，慢性胰腺炎患者如果过度控制脂肪的摄入，会影响人体维生素的吸收。"好"的脂肪，如单不饱和脂肪酸和多不饱和脂肪酸，主要存在于坚果和绝大多数植物油中，可适当摄入。对于慢性胰腺炎患者，除非脂肪泻的症状无法控制，否则不应对饮食脂肪进行过多限制。这种高蛋白质、低脂肪的饮食配比能够极大程度地减轻胰腺的消化负担，控制疾病的进展。

对于已经出现营养不良的慢性胰腺炎患者，推荐少食多餐，根据 ESPEN 指南建议，患者每天应进食高蛋白质、高能量的食物，每天 5 ～ 6 次。烹调加工应使菜肴清淡、细碎、柔软，适量减少食用油，可采取蒸、煮、烩、炖等方法，推荐多换花式品种来促进食欲，切记不可添加酒类和辛辣刺激性调料，如辛辣的火锅、麻辣烫等食物万万不能尝试。

最后，需要强调的是，无论是慢性胰腺炎还是其他疾病，预防始终比治疗更重要。良好的饮食习惯、合理的饮食结构、科学的营养摄入，都是我们与慢性胰腺炎这场战役中的关键武器，可以有效避免诸多不良事件的发生。

92. 运动方面需要注意什么

胰腺本身属于消化器官，适当的锻炼可以促进胃肠消化，减少胰腺负担，同时适当的运动可以提高胰岛素敏感度，稳定血糖，提高免疫力，稳定血脂水平等，对胰腺炎引起的糖尿病有很不错的效果。对于处于疾病发作期的患者，可以在床上活动膝、肩、踝等大关节，可以通过将关节摆放至功能位的方式，来增加患者的关节活动范围，并逐渐从卧位转变至坐位进行练习，以刺激肌肉的收缩，避免因长时间卧床而出现肌肉萎缩或功能障碍等症状。进而可以进行站立位和行走的练习，通过早期的下床活动，能够避免因长时间卧床而发生肺不张、静脉血栓及肌肉萎缩等并发症。

对于刚出院的胰腺炎患者，坚持锻炼有助于控制血脂及血糖水平，对机体的恢复和防治疾病的复发有重要作用。但是刚出院的患者不适宜做剧烈的运动。在第一个月，锻炼应以散步、打太极等缓慢运动为主，切忌剧烈运动。当身体功能恢复后，可以尝试步行、慢跑、走跑交替、上下楼梯、游泳、骑自行车、跳绳等有氧运动，但应该在身体条件能够耐受的范围内，尽量选择适当的运动方式，以不引起过度疲劳、心悸不适为宜。有氧运动对增强心血管系统运氧能力、清除代谢产物、调节做功肌肉的摄氧能力等都有明显的促进作用。锻炼以后可以促使心率减慢、血压平稳、心脏输出量增加，可以很好地促进胰腺的修复。在锻炼的同时，还要注重饮食保健，如果运动量加大时，要注意营养和热量的平衡，并且注意不要过度疲劳，否则将有可能诱发胰腺炎。运动过后要注意休息，补充水分，不要运动后马上进食，也不可饱餐后立即运动。

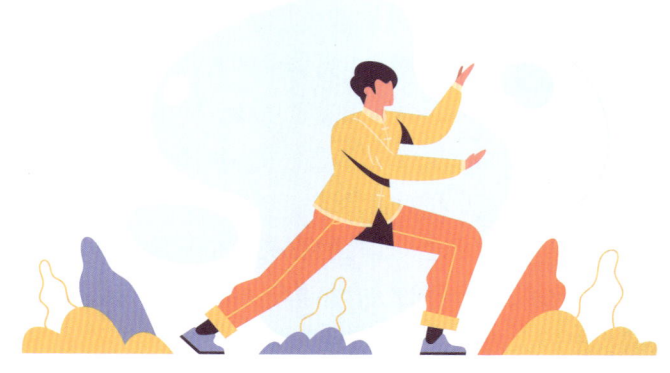

慢性胰腺炎患者日常可以做做伸展运动和健美操，主要功效是能够有效地减轻精神压力、消除疲劳、改善体型和机体的柔韧性，从整体上提高人体的抵抗力和器官功能状态，从而促使胰腺功能得以改善。胰腺炎患者跳健身操应该循序渐进。刚开始时，应采取步伐走动的方式，以使身体和下肢有充分时间适应。开始不要做太长时间，以 10 分钟为宜。患者可以依据自己的喜好和身体需求来选择，科学地制订锻炼计划，适当的锻炼不仅可以增强体质，增强机体的免疫力，还可以减轻慢性胰腺炎带来的疼痛等症状。

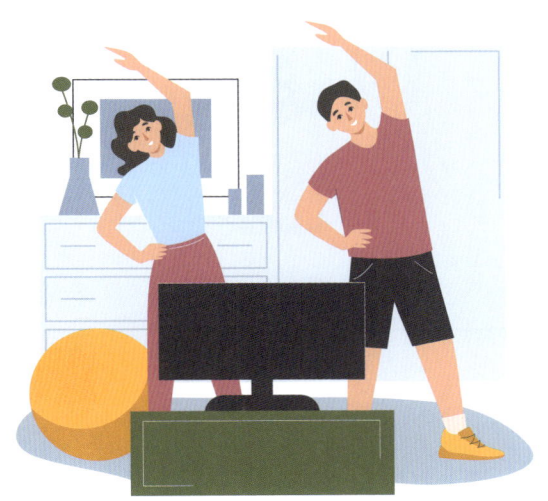

93. 平时应该注意什么以防腹痛复发

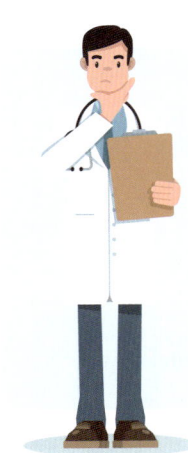

慢性胰腺炎腹痛一般是由胰腺炎症、梗阻或钙化引起，导致胰管压力升高，引起慢性腹痛。吸烟和酗酒是引起慢性胰腺炎最主要的原因，因此，戒烟、戒酒是首要的应对措施。同时要记得少食多餐、采用低脂/低纤维饮食、适当补充钙及维生素等。药物治疗以缓解疼痛、补充胰酶、治疗内分泌障碍为主。定期随访和复查，及早发现及早行内镜治疗。

细说慢性胰腺炎

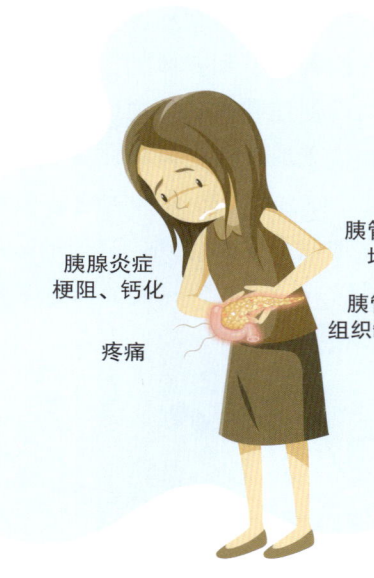

胰管压力增加

胰腺炎症梗阻、钙化

胰管pH↓、组织缺氧、缺血

疼痛

饮食干预

科学饮食是预防慢性胰腺炎患者腹痛的重要措施，戒烟、戒酒非常重要。日常生活中，禁忌短时间内大量摄入高蛋白质食物，如畜肉、禽肉、鱼、虾、蛋、奶等。需要注意的是，不是不能吃，是不能短时间内大量食用。短时间内摄入大量的蛋白质，会刺激胰腺分泌大量的胰液，胰腺导管呈高压状态，造成胰管阻塞，可引起胰腺炎的发生。此外，要忌食油腻性食物如肥肉、花生、核桃、芝麻、酥油点心等，忌食刺激性食物和辛辣食物。

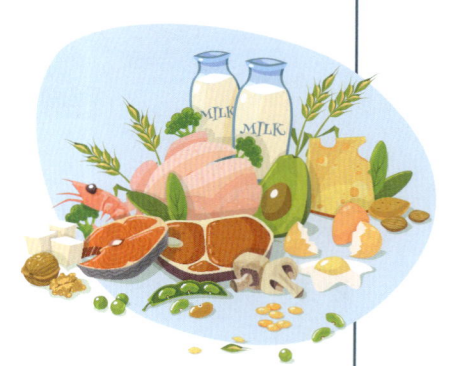

养成规律进食习惯有利于消化腺的规律运作，减少肠胃负担，促进消化。少食多餐，避免暴饮暴食，每顿不能过饱，吃七八分饱即可。进食要慢，多咀嚼，以利于消化和吸收。在生活中，难以避免的工作聚餐与朋友聚会是导致饮食不规律的重要原因，要调节好自身状态，理智分析利弊，减少不必要的应酬。合理科学的饮食干预有助于胰腺炎患者的恢复，降低复发率，有利于提高患者生活质量。

日常用药

慢性胰腺炎患者需长期按医嘱口服补充胰酶，餐中服用，与食物同服，可有效参与食物的消化和吸收，自身胰酶分泌不足可以用药物来弥补，从而减轻胰腺负担，减轻腹胀和腹痛。日常中出现疼痛等症状时，要及时就医，切不可在未明确疾病诊断前服用止痛药，以免掩盖症状，延误病情。就医后，应尽量卧床休息，不要剧烈活动。如果疼痛比较明显时可以采取屈膝侧卧位，能够有效减轻因腹部张力过大导致的疼痛。伴有糖尿病的患者同时要注意血糖的控制，遵医嘱使用胰岛素或口服降糖药物，从而治疗因慢性胰腺炎所致的胰腺内分泌障碍。

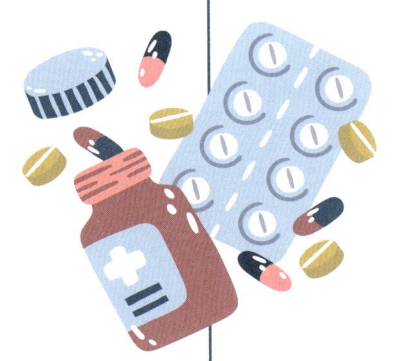

精神支持

慢性胰腺炎病程长，治疗周期漫长，时常伴有腹痛，长时间如此，患者很容易出现消极悲观的情绪，生活中，让自己保持稳定心态，与家人、朋友多进行沟通和交流。若有负面情绪可转移至安静环境，播放轻音乐，调节光线及温湿度，做自己喜欢的事情来平复心情。在医院治疗时，可在医护人员的帮助下，缓解不良情绪，听讲疾病相关知识，正确认识疾病，以正确的态度和方式来对待疾病，听取专业医护人员的建议，鼓励自己，缓解紧张和焦虑情绪，积极调控心理，树立战胜疾病的信心。

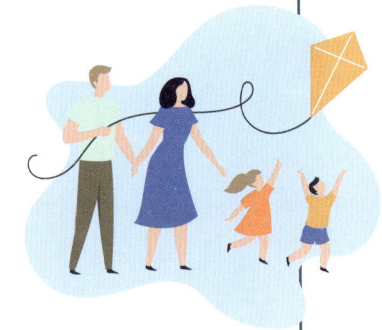

定期复查

慢性胰腺炎患者需定期到门诊复查，以便让医生判断疾病近期状况，必要时按需求早期进行内镜治疗。一旦出现腹痛、腹胀、呕吐等不适，应及时到正规医院求治，以免延误治疗时机。认真接听医护人员的定期随访电话，诚实回答自己饮食和用药情况，彼此信任，增强治疗的信心。

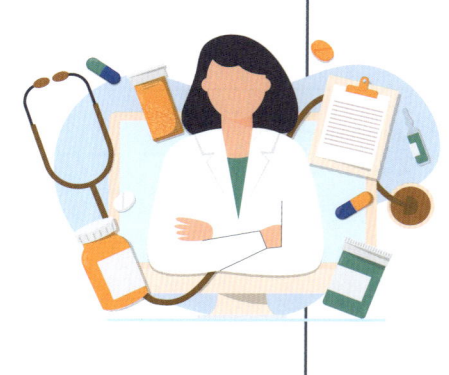

94. 胰管结石患者日常生活应注意些什么

想要预防"慢性胰腺炎—胰管结石—胰腺炎加重"恶性循环的发生，日常生活中我们要注意从这五件事情做起。

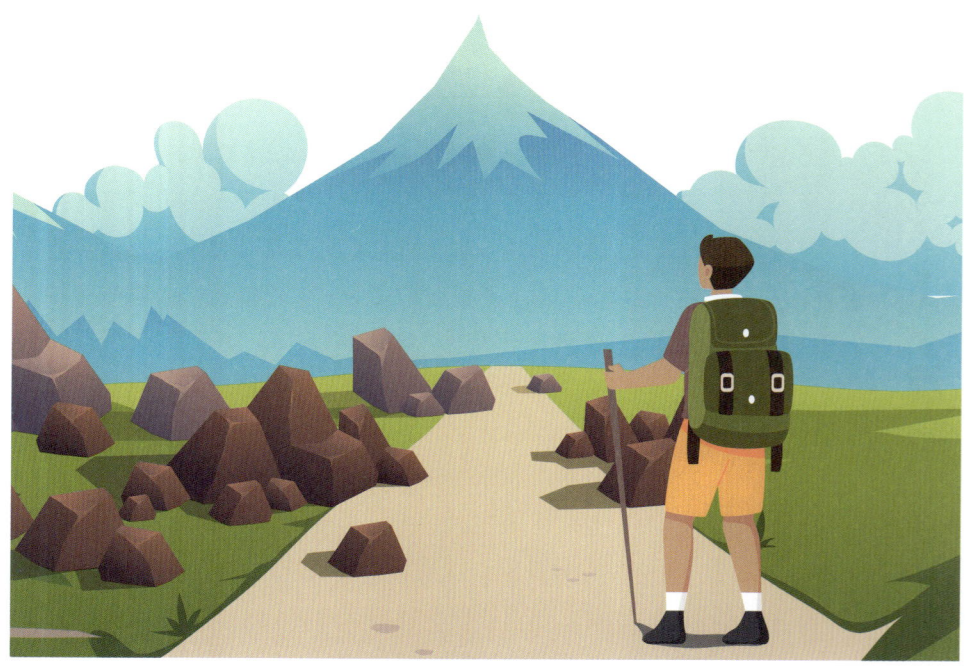

五 | 慢性胰腺炎如何护理

第一，合理饮食。一般来说，慢性胰腺炎患者不需要限制饮食，营养状况正常的患者应坚持均衡饮食。慢性胰腺炎患者营养不良的风险高，营养不良在此类患者中很常见。指南指出，胰腺功能不全、腹痛、酗酒、食物摄入量低、糖尿病和吸烟是慢性胰腺炎患者营养不良的主要原因。营养不良的患

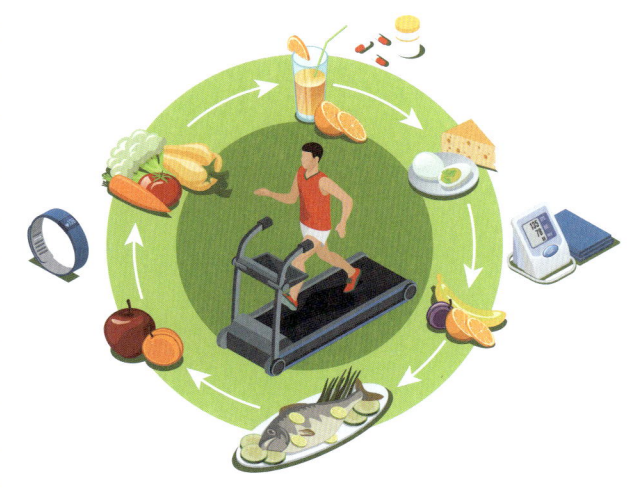

者应每天5～6顿小餐，进食高蛋白质和高能量食物。

第二，适量运动。可以依据自己的喜好和身体需求来选择，科学地制订锻炼计划，比如10分钟慢跑、10分钟广播健身操、短距离游泳、打太极、高尔夫等。适当的运动可以唤醒身体功能，从而提高身体免疫力，还可以促进胃肠道蠕动，减轻腹胀，同时适当的锻炼能够控制体重，提高机体对胰岛素的敏感程度，避免肥胖，这些对慢性胰腺炎患者都是非常有利的。

第三，戒烟、戒酒。酒精能通过刺激胃酸分泌等方式促使胰腺分泌胰液，增加胰腺的负担，同时酒精可以使胰液排入肠道受阻，本身就狭窄的胰管进一步堵塞。而长期酒癖者胰液内蛋白含量常增高，易沉淀而形成蛋白栓，更进一步加重了结石的形成。同时，有临床研究表明，慢性胰腺炎患者的致病风险因素中，长期吸烟居首位，占比为66.67%。因此，戒烟、戒酒是每一位胰腺病患者的必修课。

第四，定期复查。首选上腹部CT检查。在前面的内容中我们已经知道，虽然胰管结石已经取出了，但仍然存在很大的复发可能性。吸烟、酗酒与胰管结石的发生率密切相关，若患者治疗后仍未改变生活方式，多种因素刺激胰腺分泌大量胰液，还会复发胰管结石。胰管结石的患者临床表现缺乏特异性，当胰管中小小的石头逐渐累积、变大，到一定程度后会出现严重并发症，甚至出现胰腺恶变，极大影响患者生活。因此，定期复查，及早明确结石大小与部位，尽早治疗，十分关键。

第五，适时就医。如果突然感到剧烈的上腹痛，或是皮肤发黄严重，或是

高热、寒战等，如果复查时发现结石体积较大、梗阻情况严重、出现胰腺肿块等，均应及时就医，寻求进一步治疗。

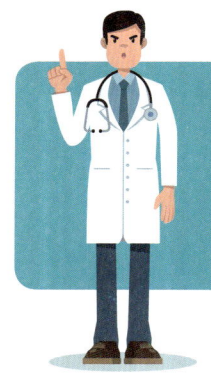

世上无难"石"，只怕有心人，如果我们在日常生活中牢记以上五点，相信一定可以减少"慢性胰腺炎-胰管结石-胰腺炎加重"恶性循环的发生。症状显著时及时就医，通过微创治疗，大"石"化小，小"石"化了。

95.慢性胰腺炎合并糖尿病如何护理

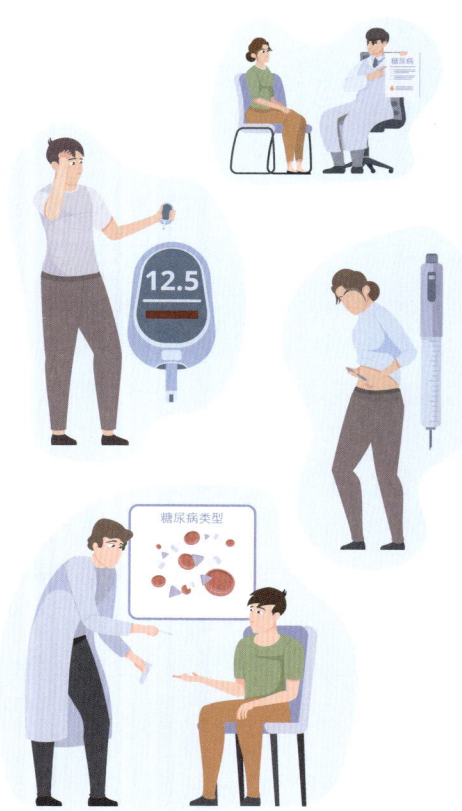

我们需要积极地控制血糖，进行血糖监测，定期评估并发症情况。

在糖尿病的治疗中，血糖监测是保障。目前血糖自我监测的手段主要有两种。第一种方式是取指尖的毛细血管血，采用便携式的血糖仪和试纸进行血糖测定，简称指尖血糖，目前最为常用。指尖血糖监测的频率和时间点要根据患者病情的实际需要来决定，注意应选择一天中不同的时间点，包括空腹血糖、三餐前、三餐后2小时、睡前及夜间（一般为凌晨2～3点）。但因为胰源性糖尿病患者具有血糖波动性大、低血糖风险高的特点，目前也推荐使用动态血糖监测仪，该仪器每5～15分钟自动监测血糖值，可以显示患者的血糖"全貌"，尤其能够观察血糖的动态变化情况来指导治疗和避免低血糖不良事件的发生。当然无论哪种方法，我们均要做好血糖监测日记，并每年至医院进行 1～2 次的血糖监测学习与校准，日记应包括血糖的测定时间、血糖值、进餐时间及进餐量、运动时间及运动量、用药时间及用药量等的记录。前往医院咨询医生自我血糖监测技术质量是否过关，并对照自我监测的血糖水平与医院监测的结果是否一致。

在糖尿病的治疗中，控制血糖是基础。一是合理进食，需兼顾慢性胰腺炎饮食和糖尿病饮食的双重标准。二是适当运动，科学的锻炼有助于血糖改善，运动时间不宜过长，建议选择低强度的运动。三是积极乐观，保持心情平和能够稳定血糖，不良的负面情绪只会导致内分泌紊乱。四是规范用药，严格遵医嘱使用降糖口服药及胰岛素，按时使用，不可随意增量或减量，需注意的是，一旦出现头昏、心悸、出汗、饥饿等低血糖症状，应立即平卧并及时监测血糖，可进食糖果等以缓解症状。

在糖尿病的治疗中，预防并发症是保命手段。每年应定期检查视力、眼底，出现视物模糊、部分视力缺失应及时就诊，防止失明。应定期检查肾功能，观察尿微量蛋白及血肌酐水平，若经常出现腿肿或脚肿，很可能是合并糖尿病肾病的征兆。应注意感觉异常情况，如果出现双手或双脚麻木、刺痛或有烧灼样感觉时，很可能是神经病变的征兆。另外，需要提防特殊情况，如酮症酸中毒、低血糖等。

总之，如果慢性胰腺炎患者合并了糖尿病，不需惊慌，应遵医嘱根据自己的具体情况进行个性化处理，严格控制血糖、规律血糖监测，并注意预防并发症，毕竟糖尿病治疗的关键在于"管"。

96. 慢性胰腺炎患者出现打嗝怎么办

打嗝指的是呃逆，是一种比较多见的生理现象，是因横膈不由自主间歇性痉挛收缩，气逆上冲，喉间声响不止，令人不能自制的一种症状。尤其是在吃饭速度过快，或者是暴饮暴食，以及吃一些坚硬、粗糙食物的时候，很容易出现打嗝的情况。但只要患者适当地喝一些水，或者处于安静状态，这种情况很快就会缓解。

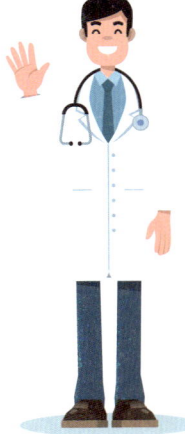

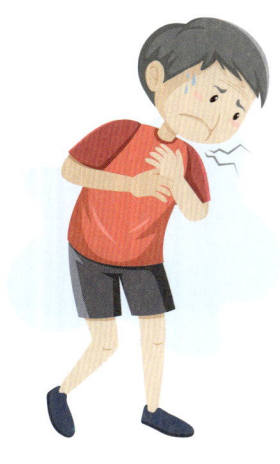

在患有慢性胃炎或者胃扩张、胃溃疡、消化不良、十二指肠溃疡，以及幽门梗阻等一系列胃肠道疾病时，患者也会出现反复打嗝的现象。主要是由于患者体内的胃酸分泌发生紊乱，消化能力受到影响，进食之后，食物会长期滞留，使得膈肌受到刺激，从而引起异常痉挛现象。

另外，在患有胃癌或者胰腺炎时，由于迷走神经受到病灶的刺激，患者也会出现不断打嗝的情况。因此，在胰腺炎术后，患者出现打嗝是正常的，胃肠消化能力减弱，若外加饮食失调，进食太热、太冷或刺激性强（过甜、过咸、过辣、过酸）的食物，都可刺激胃酸分泌增加，会导致体内生出燥热，令脾胃运行出现问题，出现打嗝的情况。不易消化的食物，如辣椒、洋葱、巧克力等，由于剩余的糖分在胃肠道里发酵，也很容易诱发胃酸泌，胃酸过多会刺激迷走神经，从而出现打嗝的现象。

这里教大家两个快速止嗝的小妙招。

一是憋气法。深吸一口气然后憋住。憋住一段时间之后缓慢吐出，然后再深呼吸、再憋气。反复几次，就能够增加腹腔压力，并增加血液中二氧化碳的浓度，可以快速抑制住打嗝。

二是喝水法。大口喝一口温热水，然后憋住气不要呼吸。在感觉快要打嗝的时候，将水慢慢咽下，一般反复三四次打嗝现象就会快速停止。还可以将身体弯至90°，然后大口喝温水。弯腰的时候能够对膈肌起到一个按摩作用，大口喝水可以温暖膈肌，达到快速止嗝的目的。

97. 碎石治疗后如何护理

一般护理

慢性胰腺炎胰管结石患者行体外震波碎石术后常规观察血压、呼吸、脉搏变化，观察患者大小便的颜色，碎石区皮肤破损情况，检测术后3

小时及术后 24 小时血淀粉酶、血常规，由于碎石时患者麻醉方式为静脉麻醉，建议患者家属与患者进行沟通，观察意识情况，直至麻醉完全清醒，以预防麻醉意外。

饮食方面

建议患者禁食、禁水 24～48 小时，同时予抑酸、补液、维持电解质平衡等治疗，尤其合并糖尿病的患者，需监测血糖变化，预防低血糖发生。根据术后 3 小时、24 小时血淀粉酶结果及腹痛症状等情况，进行综合考虑，排除胰腺炎及消化道穿孔等术后并发症后，可逐步恢复饮食（流汁－半流），并密切观察患者进食或进水后的临床症状。

活动情况

建议患者平卧 4～6 小时，尤其对易跌倒高危人群，注意做好床栏围护，增加护理巡查次数，消除潜在隐患。

术后并发症的护理

（1）术后腹痛：对年龄偏大、有心脏病病史、有血栓病史、长期卧床活动受限的患者，需行心电图、心肌酶谱、D-二聚体、凝血功能等检查，以排除心肌梗死、肺栓塞等疾病。单纯的术后腹痛考虑可能与胰管排石有关，在排除其他术后并发症后，可酌情行止痛处理。与患者进行交流，嘱其舒适体位，观察患者情绪变化，及时予以安抚。

（2）术后高淀粉酶血症：需监测血、尿淀粉酶及腹痛变化，以排除术后胰腺炎。与患者进行交流，解释高淀粉酶血症的发病机制，消除患者紧张情绪。

（3）术后消化道穿孔：发现患者腹痛后，及时与患者进行沟通，进行体格检查，明确腹痛变化趋势，及时汇报医生，安抚患者紧张情绪，以更积极地配合进一步的治疗方案。必要时遵医嘱行急诊上腹部 CT 检查。

（4）术后皮肤瘀斑：冲击波经过路径的体表皮肤出现瘀斑是慢性胰腺炎胰管结石冲击波碎石后相对常见的并发症，体表瘀斑一般无明显皮肤破溃，严重时可出现皮下水肿，不需特殊处理，建议患者穿着棉质衣物，减少瘀斑处的摩擦，以减轻疼痛或不适。

（5）术后出血：有患者出现泌尿系的损伤，表现为轻微肉眼血尿，经术后卧床休养，症状逐渐改善。术前肠道准备、口服祛泡剂可减少冲击波引起的肠壁损伤。术后与患者及时沟通，嘱其观察排尿、排便的量及尿和大便的颜色，如发现异常及时与医生沟通，进行尿常规、粪隐血及血常规检查，同时卧床休息、监测血压变化。

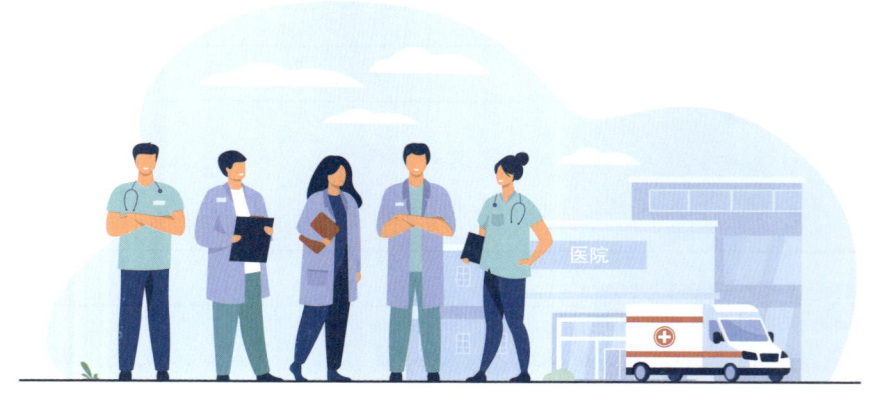

98. ERCP 术后如何护理

ERCP 术后需要如何护理才能够更有效地规避发生不良事件的风险，更快地康复呢？

ERCP 术后，最要命的就是并发症。因此，并发症的观察和护理便是重中之重。ERCP 术后常见的并发症主要有以下四种。首先是急性胰腺炎，术后 3 小时及 24 小时都会检查急性胰腺炎的敏感指标——血淀粉酶，如果出现血淀粉酶升高、剧烈的腹痛、恶心和呕吐等症状，应及时报告医生进行处理。其次是术后出血，手术后仔细观察有无出冷汗、血压下降、便血或黑便及其他出血迹象，如发生上述情况应立即报告给医生，及时进行处理，避免出现失血性休克。再次是术后穿孔，穿孔的早期一般表现为持续上腹痛，可以辐射到背部，如出现此类症状可行X线立位腹平片检查，可发现膈下游离气体，此时亦应及时报告医生进行处理，以防止发生腹膜炎、感染性休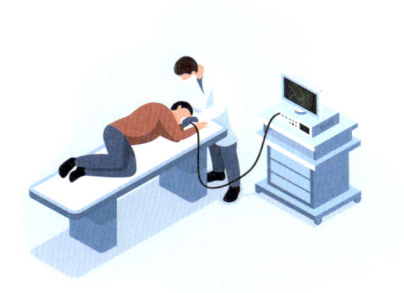
克等。最后是术后感染，术后一般常规使用抗生素，注意观察有无神志不清，有无体温升高，有无其他不适，如有异常，及时通知医生进行治疗。

　　ERCP术后，患者最不适应的就是引流管，因此引流管护理是安全保障。并非所有行ERCP的患者都会留置鼻胆管，一旦留置，万不可让其有闪失。这根管子作用非常显著，一是可以将胆汁引流到体外以便观察胆汁颜色，评估胰胆管是否存在感染，二是将一些手术当中无法取出的泥沙结石缓慢引出，三是可以再次对胆管进行造影、冲洗等。护理人员需要对引流管进行有效固定，避免弯曲，下接引流袋以防止外部感染，保持有效的引流，定时观察并记录引流液的量、颜色、性状等，如有异常，及时报告医生。患者需要配合治疗，严禁对引流管进行牵拉，避免管道脱出。患者家属则需做好对引流管的监督工作，防止管道受压、扭曲、堵塞。

　　ERCP术后，患者最无法忍耐的就是疼痛，因此务必做好术后疼痛护理。术后麻醉药物作用消退时，神经的抑制作用消失，感觉逐渐恢复，疼痛也随之而来。同时由于伤口表面的堵塞压迫，患者可能因局部血液循环不畅而发生创面的反应性水肿，出现伤口处的肿胀疼痛。此时可以先将疼痛感受报告给医护人员，并通过疼痛量表进行评分，首要目的是先排除发生并发症的可能。如果确定为术后常规的疼痛，此时要进行心理疏导，可以和亲友聊天缓解紧张和恐惧情绪，可以采用倾听音乐等方法分散注意力，尽量缓解疼痛。对于疼痛感评分较高的患者，可根据医嘱给予适当的镇痛药物。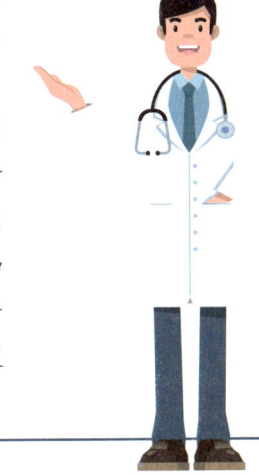

ERCP 术后患者最关心的就是怎么才能更好地恢复，因此康复指导是重要策略。首先是饮食指导：术后 24 小时需要严格禁食，而开放饮食后可先予以流质饮食，如米汤、藕粉汁、果汁等，并逐渐增加高营养食物改善机体营养，如豆浆、脱脂奶等，随后过渡至半流质、低脂普食等；保持少食多餐的原则，严禁食用富含粗纤维的食物，防止十二指肠乳头出现摩擦性渗血。其次是康复运动：术后应严格卧床休息，待身体功能逐渐恢复，并经由医生许可后可以展开康复运动训练。康复前期可开展慢走、踱步、静坐等超轻量运动以避免伤口拉扯；待身体进一步恢复后可开展臂、指、腕、膝、肘关节的屈曲、后伸、外展及拉伸训练等，以促进全身血液循环。术后 7 天内每天训练时长为 10～15 分钟，术后 7～14 天每天训练时长为 15～25 分钟，出院后每天训练时长为 20～30 分钟。

99. 外科手术后应如何护理

体位的摆放

患者术后麻醉未清醒前应去枕平卧。术后患者尚未完全苏醒的这段时间，一定枕头的高度会使患者头颈前屈，严重者可导致呼吸道梗阻，不利于呼吸，所以临床上往往将枕头抽出，放置患者床头。将患者头偏向一侧，以免呕吐物、分泌物误吸导致窒息或并发吸入性肺炎。当患者意识清醒、血压稳定后，可以将患者床头摇至一定的角度，变为半卧位，这种体位类似于斜靠，但角度不宜过大（＜30°）。此时半卧位有利于患者的呼吸及血液循环；可减轻腹部张力，使患者舒适，减少患者的疼痛及伤口缝线张力；可使腹部渗出液流入盆腔以利于引流；同时可避免形成膈下脓肿，减轻中毒症状。

病情观察

术后护士观察并记录患者生命体征，尤其应严密观察血压、脉搏、呼吸、体温的变化，每 60 分钟测量一次患者的生命体征直至平稳，以后根据病情 2～4 小时测量一次，注意观察生命体征变化，从而观察病情变

五 | 慢性胰腺炎如何护理

化。对患者给予 24～48 小时监护,病情严重者需要延长监护时间。为减轻胰腺负担,常规术后患者禁食、禁水 24～48 小时,此时营养的供给全靠静脉输液来提供。如热量供给不足或负氮平衡失调,会导致水、电解质紊乱,因此医护人员要关注患者 24 小时出入量,及时检测肝、肾功能及电解质数值,家属配合准确记录尿量。

口腔、会阴护理

胰腺炎患者由于其疾病的特殊性需要长期禁食、禁水,减少食物对于胰腺的刺激,抑制胰液分泌,患者极易出现口渴难耐的感觉,对于患者口唇干燥的情况,建议家属协助患者用温开水漱口来缓解这种不适感,事实上,患者随着漱口频率的增加,往往会"越漱越渴",这是因为频繁的漱口反而加速了口腔内水分的蒸发,患者更加感觉口渴,形成一个恶性循环。此外,漱口次数的增加也会导致口腔内的唾液大量丢失,会增加口腔感染的发生率,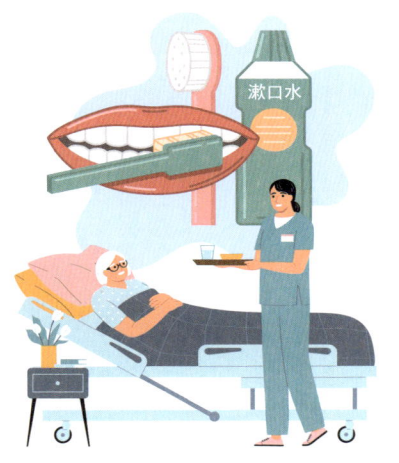唾液中的免疫球蛋白、多种酶和多种维生素具有抗菌作用,能增强免疫功能、预防疾病,同时也是人体必需的代谢活性剂,唾液大量丢失的同时感

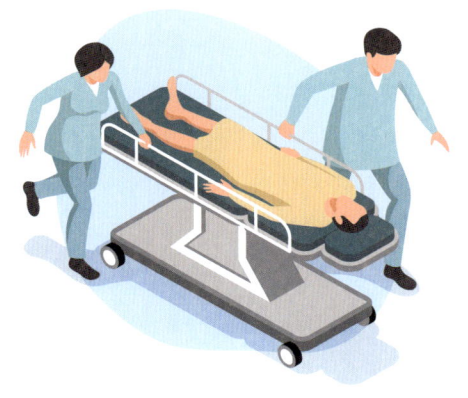

染发生的概率也会大幅增加。因此应每天为胰腺炎术后患者进行口腔护理,以保持患者口腔清洁,增加患者舒适度。

由于胰腺炎手术时间长及术后需绝对卧床,因此要做好会阴部的护理,每日需对患者进行尿道口护理 1～2 次。通过会阴护理可以保持患者会阴部清洁,这样不仅会让

患者感觉舒适，还可预防和减少泌尿系统、生殖系统的逆行感染。擦洗时需要注意动作轻稳，按正确顺序擦洗。擦洗过程中注意观察会阴部皮肤和黏膜的情况，如发现异常应向医生及时进行汇报，并配合处理。对于手术后留置导尿管的患者，应时刻注意导尿管是否通畅，避免脱落或打结。同时观察尿液的颜色、量、性状，监测尿比重。

伤口、皮肤护理

胰腺炎术后需时刻观察患者伤口情况，观察伤口的敷料是否干燥，敷料上是否出现渗血、渗液的情况，并及时更换敷料，渗血者更需要评估出血量及患者自身情况并进行及时处理。由于术后患者长期卧床、营养状况不良，发生压疮的风险大大增高。所谓压疮，是由于局部组织长期受压，发生持续缺血、缺氧、营养不良而致组织溃烂坏死。

临床上想要避免压疮就要重视基础护理，最简单易行的就是定期翻身，每1～2小时家属协助护理人员将患者变换一次体位。同时，需要保持受压部位皮肤清洁、干燥，及时使用气垫床。

疼痛护理

随着快速康复外科理念在胰腺外科管理中的普及，目前术后疼痛护理多采用多模式镇痛方案，目标是：①有效的切口局部疼痛控制，推荐连续中胸段硬膜外患者自控镇痛（即镇痛泵）联合非甾体抗炎药物；②较低的镇痛相关不良反应；③促进术后早期胃肠蠕动功能恢复；④有助于患者早期下床活动，减少坠积性肺炎、深静脉血栓形成风险。值得注意的是，无论是镇痛泵，还是非甾体抗炎药物，都是一把"双刃剑"，需要综合评估病情和平衡损益。临床上医生会根据患者年龄、基础疾病、手术类型、肝功能、肾功能、是否存在吻合口瘘等风险按需使用，同时在镇痛过程中，需要陪护家属协同密切监测病情，防患于未然。

营养护理

胰腺炎术后早期胃肠道功能未恢复前，需行全胃肠外营养治疗（TPN），TPN又称静脉营养，指通过静脉补给患者每天所需的全部营养或部分营养。为促进肠蠕动恢复，术后一周可进行空肠造瘘管灌注，肠内营养液持续24小时从造瘘管滴入，刚开始是500 mL，3天后过渡到1 000 mL，逐渐加量，注意观察生命体征及血糖变化，同时还要注意观察腹腔引流液的颜色和量，如出现像肠内营养液样浅褐色浑浊液，提示有肠瘘发生，应提醒医生暂停肠内营养，如无不适，2～3周再过渡。术后4～5周恢复期可以逐渐恢复经口进食，从流质、半流质，逐渐过渡到普食，其间给予高热量、高蛋白质、低糖、低脂肪饮食，少食多餐，食物多样化，避免暴饮暴食。

100. 对慢性胰腺炎患者如何进行心理干预

慢性胰腺炎是一种病程长、病情复杂、症状顽固、并发症多的不可逆性的疾病，临床上表现为反复发作性的腹痛、腹泻或脂肪泻、消瘦、黄疸和糖尿病等，即便是其中的一种症状，对患者都是身心的双重折磨。而且慢性胰腺炎的不可逆性和无法治愈，无时无刻不在冲击着患者的心 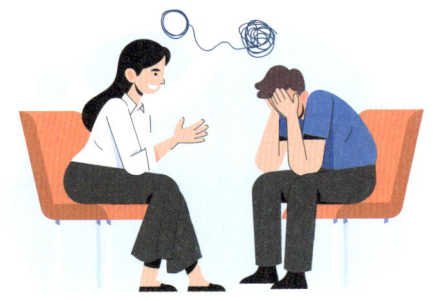 理防线。因此，慢性胰腺炎患者有效的心理干预是很重要的，要点有三。

第一，知己知彼，百战不殆。慢性胰腺炎患者要正确认识自己的疾病，解除治不好、治不了的思想顾虑，消除畏惧心理，增强战胜疾病的信心。同时，在了解慢性胰腺炎发病机制、疾病诱因、常见症状及应对策略的基础上，积极地养成良好的生活习惯，减少或者杜绝能加重疾病进展的行为，更好地配合治疗。

第二，心态平和，积极面对。可以采用疏导发泄法，即通过与亲人和朋友交谈，使自己从苦恼、郁结的消极心理中得以解脱，尽快地恢复心理平衡。医护人员可以采用精神安慰法激励患者，在其情绪低落、缺乏自信、自卑自责时给予鼓励和安慰，给患者分析有利因素，鼓励其面对生活的信念和勇气。同时，还可采用倾听音乐和培养兴趣爱好的方法。优美的音乐旋律可以振奋人的精神，可以减轻患者的紧张情绪并分散其注意力。同样，培养合适的兴趣爱好也可以使患者的精神有所寄托，从而减轻疾病给患者带来的精神压力。

第三，疼痛管理，减轻负担。腹痛是慢性胰腺炎最常见的症状，也是慢性胰腺炎患者最大的心理负担，然而慢性胰腺炎腹痛的严重程度、持续时间、性质及发展却具有显著差异性，这就给我们的疼痛管理提出了更高的要求。首先，应遵循慢性疼痛指南的推荐，在考虑到慢性胰腺炎腹痛症状表现多样性的基础上，进行客观的疼痛评估。其次，慢性胰腺炎疼痛的管理原则应遵循世界卫生组织（WHO）提出的"疼痛降阶梯治疗"。再次，对于胰管狭窄、胰管结石的患者，亦可以采用体外震波碎石、内镜下治疗及手术治疗。当然，以上均应在医生干预下进行。

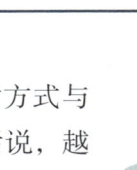

有研究显示，自强坚韧、积极面对的应对方式与慢性胰腺炎患者的生活质量呈正相关。换句话说，越积极面对疾病的患者生活质量越高。因此，慢性胰腺炎患者应在常规治疗基础上配合好心理干预，这对提高生存质量、恢复正常社会生活有重要作用。

六 慢性胰腺炎如何随访

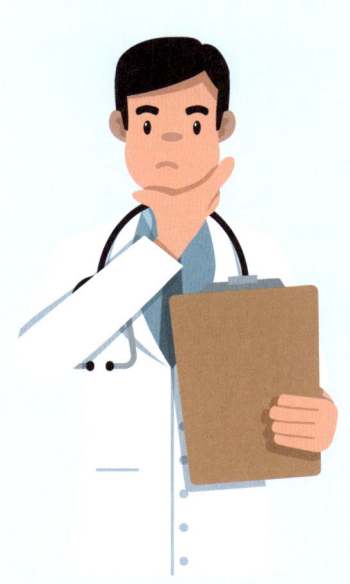

101. 放置的支架未自动脱落，可以不取出吗

尽量去医院就诊，请医生进行判断！

胰腺属于消化器官，会分泌很多的酶类，比如胃蛋白酶、胰蛋白酶、胰淀粉酶等，如果胰液分泌排出不通畅，就会导致胰腺或者周围的器官自我消化，此时就需要人为地放置一根管道，也就是支架，将胰液引流出来。

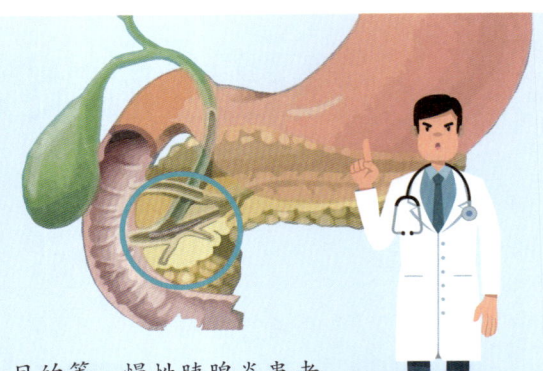

一般情况下，胰管放入的支架半年到一年左右需要取出或更换，而取出胰管支架操作简单，不会给患者带来什么痛苦，所以不用过于担忧。不过，胰管支架多久取出还要看患者的实际情况，也要看当时置入支架的种类、目的等。慢性胰腺炎患者如果有难以取出的胰管结石或者有明显的胰管狭窄，可以置入胰管支架。有些临床医生会建议患者半年左右更换一次支架，这样的好处在于支架不易发生堵塞。另外，还有的需要1年左右更换一次支架。有的患者装完支架，一段时间后支架会自动脱落；也有部分患者需要按时到医院取出支架，由医生评估是否需要重新置入支架。建议：到手术医院咨询当时做手术的医生，做一个全面的检查，判断支架是否需要取出，避免不必要的意外。

102. 慢性胰腺炎治疗后多久复查一次

慢性胰腺炎是一种迁延不愈的难治性疾病，其症状顽固且并发症多，需终身治疗。在治疗过程中，复查对患者而言非常重要。而复查的时间间隔与患者的病情、治疗方式及疗效等因素有关，具体时间需要根据患者的病情程度和临床医生的经验进行决策，下面所列出的时间仅供读者参考。

六 | 慢性胰腺炎如何随访

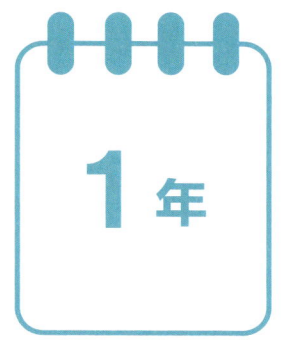

对于胰管结石，内镜治疗后一般采取 1 年复查 1 次的方案，外科切开取石治疗后一般术后 1 个月常规复查，之后一年内每 3 个月复查一次，第二年每 6 个月复查一次，随后每年复查。但如若患者出现恶心、呕吐、发热、剧烈腹痛等症状，则需及时就诊复查。一般可选择 CT 作为主要的复查方法。临床上，胰管结石复查的目的如下：检查胰管结石有无进展或术后残留、复发，胰管有无扩张，以决定是否需要进一步治疗；检查有无发生癌变，做到早发现、早诊断、早治疗，以改善患者预后。

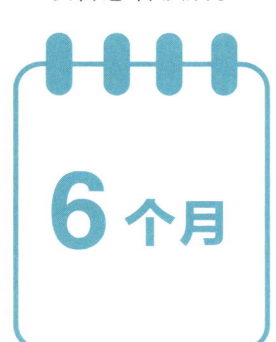

对于主胰管狭窄放置支架的患者，更换支架的间隔时间为半年左右。由于时间过长容易引起支架的堵塞，故需根据患者的症状或定期的其他检查（如促胰液素增强 MRCP、单纯腹部超声，辅以腹部平片或血/尿淀粉酶测定）来更换支架。支架拔除后每 6 个月复查一次。外科手术治疗主胰管狭窄后一般术后 1 个月进行常规复查，术后一年内每 3 个月复查一次，术后第二年每 6 个月复查一次，此后每年复查一次。

对于胆管狭窄放置支架的患者，更换支架的间隔时间为 3～12 个月不等，具体时间还与置入支架的种类有关。胆道塑料支架建议每 3 个月更换一次；而覆膜金属支架目前建议一般 6 个月更换或拔除，因为如果置入时间超过 6 个月，可能会增加组织过度生长和支架嵌入的风险。支架拔除后每 6 个月复查一次。外科手术治疗胆管狭窄后一般也是术后 1 个月常规复查，一年内每 3 个月复查，第二年每 6 个月复查一次，随后每年复查。

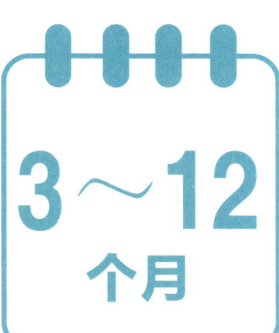

> 胰管结石：内镜治疗后 12 个月复查。
> 主胰管狭窄：6 个月更换支架，支架拔除后 6 个月复查。
> 胆管狭窄：3～12 个月更换支架，支架拔除后 6 个月复查。

胰腺假性囊肿：3～6个月后复查。

肿块型慢性胰腺炎：3个月后复查。

外科手术：术后1个月常规复查，一年内每3个月复查一次，第二年每6个月复查一次，随后每年复查。

胰腺癌：术后第一年，每3个月复查，第2～3年，每3～6个月复查一次；之后每6个月复查一次。晚期或合并远处转移的胰腺癌患者，至少每2～3个月复查一次。

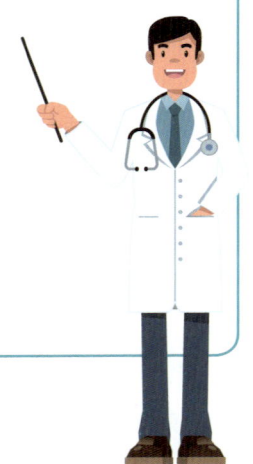

对于有胰腺假性囊肿的患者，经内镜或其他方式治疗后需密切随访，建议每隔3～6个月行影像学（腹部CT或B超）复查。胰腺假性囊肿经内镜支架引流后有10%～30%的远期复发率，随访过程中若出现囊肿进行性增大或有伴随症状，则需进一步完善影像学检查以综合评估患者病情，必要时再次干预。

对于肿块型慢性胰腺炎，鉴于其与胰腺癌鉴别困难，且为胰腺癌的高危因素，建议患者3个月复查1次，进行肿瘤指标、影像学检查等；若未见明显异常，可适当延长随访时间。

对于进展为胰腺癌的患者，治疗后的复查更为重要。根据指南建议，胰腺癌术后第一年，每3个月随访一次；第2～3年，每3～6个月随访一次；之后每6个月随访一次。随访时间至少5年。复查的主要目的是早期发现尚可接受以根治为目的的潜在转移复发灶，并及时干预处理，以提高患者的总生存期，改善生活质量。而晚期或合并远处转移的胰腺癌患者，应至少每2～3个月随访一次，目的是综合评估患者的营养状态和肿瘤进展情况等，及时调整综合治疗方案。

需要注意的是，以上均为常规建议，因每位患者的病情不同，具体需以医嘱为准。慢性胰腺炎病程长，对于这种慢性疾病，我们需要做到规律复查、长程管理，这将有利于提高患者的生存质量和改善预后。

103. 慢性胰腺炎患者随访需做什么检查

慢性胰腺炎如同"肝硬化"，都具有慢性病程、进行性发展的特征。虽然在多数情况下慢性胰腺炎患者的病情相对稳定，但患者有时仍会出现急性发作；有时虽然没有急性腹痛发作，但病情持续进展者可能发生内、外分泌功能不全，甚至是胰腺癌。故症状轻微并不代表病情轻微，在这种情况下，定期随访就显得非常有必要了。

那么，我们就来了解一下随访过程中主要的检查。

（1）CT及MRI：CT是随访中最常用的检查方法，可分为平扫CT和增强CT两种。平扫CT是显示胰腺钙化的最优方法，可显示胰腺微小钙化，还可显示胰管扩张、胰腺萎缩和假性囊肿等。增强CT则可以更好地显示胰腺癌。常规MRI扫描与CT相似，它对胰腺实质改变的检测敏感，但对钙化和结石的显示不如CT。

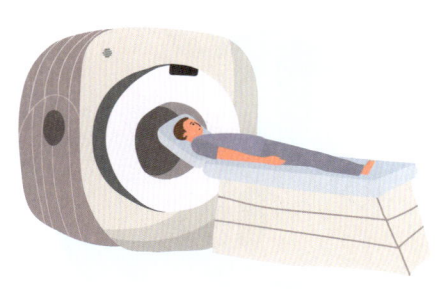

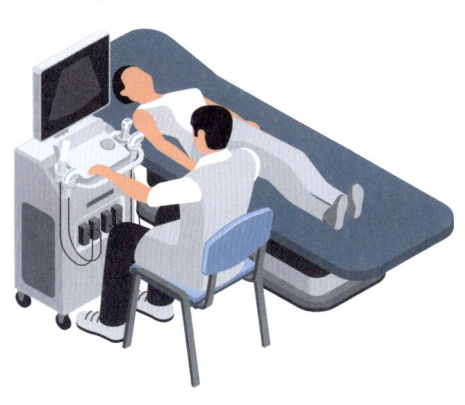

（2）超声及超声内镜：超声的优点为没有辐射、对人体几乎无损伤，故孕妇也可以进行超声检查，且超声可快速评估胰腺的形态变化，同时检查费用相对较低。但超声仍有一定不足，由于肠胀气及患者体质原因，可能会引起可视化不足，缺乏特异性和敏感性，可能需结合其他检查才能共同判断患者病情现状。而超声内镜是将超声探头安置在内镜顶端或通过内镜孔道插入微型探头，在内镜下直接观察病变，同时进行实时超声扫描。与体表超声相比，超声内镜由于探头更接近胰腺组织，对慢性胰腺炎可提供更为准确的信息。

（3）实验室检查

1）血糖检测：慢性胰腺炎患者可能会出现糖尿病，而糖尿病会对人体产生许多危害，因此检测血糖十分有必要。糖尿病的诊断标准为空腹血糖（FPG）≥ 7.0 mmol/L 或随机血糖 ≥ 11.1 mmol/L 或口服葡萄糖耐量试验（OGTT）2小时血糖 ≥ 11.1 mmol/L。尚未诊断糖尿病的慢性胰腺炎患者建议每年进行一次血糖检测。

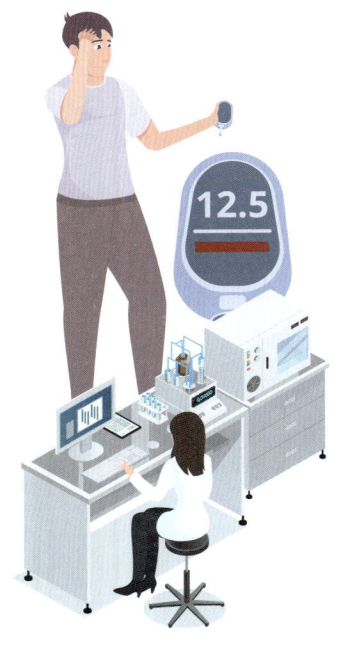

2）粪弹性蛋白酶检测：粪弹性蛋白酶检测是通过检测粪便中弹性蛋白酶-1的含量来反映胰腺外分泌功能的一项检查，是间接胰腺外分泌试验中较为简便的一种。医生在门诊时也会询问患者有无脂肪泻症状及体重的改变来辅助判断患者有无发生胰腺外分泌功能不全。

3）营养状况检测：脂溶性维生素、血清白蛋白、前白蛋白、镁、视黄醇结合蛋白等指标有助于判断机体营养状况。

4）肿瘤指标检测：慢性胰腺炎患者可能进展为胰腺癌，因此需要对常见的胰腺肿瘤指标进行动态监测，如CA19-9、CEA。慢性胰腺炎也可能出现血清CA19-9增高，但如明显升高，应警惕合并胰腺癌的可能。

需要注意的是，每位患者病情不同，医生会根据患者的具体情况适当调整检查项目。如随访有异常，则可再行进一步检查。

104. 慢性胰腺炎患者多久做一次CT

CT是慢性胰腺炎患者复查随访的重要手段，包括平扫CT和增强CT检查。

平扫CT检查的敏感度及特异度较高，能够快速地找出身体病变的部位并判断出病灶组织的具体情况。平扫CT是识别胰腺钙化的最优方法，可以明确结石大小、分布及其与周围组织的关系以便制订手术方案。除此之外，平扫CT检查能够观察到胰腺的形态、胰管有无扩张及胰腺周围是否存在渗出或胰腺假性囊肿等病变。

CT检查中还有增强CT检查。可能有些患者会问，为什么我之前都做过平扫CT了，医生还让我再做增强

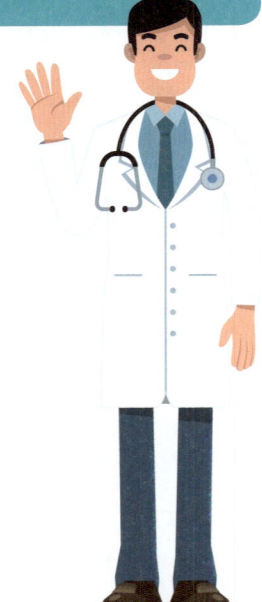

CT 呢？原因是这样的，增强 CT 不仅可以发现平扫 CT 遗漏的病灶，还有助于及早地查出癌细胞及其所生长的部位，起到预警的作用。

目前临床上一般建议一年复查一次 CT 即可。但如若患者出现恶心、呕吐、发热、剧烈腹痛等症状，则需及时就诊复查。必要时需联合使用其他检查手段，以提高检查的敏感度和特异度。此外，由于肿块型慢性胰腺炎与胰腺癌鉴别困难、且为胰腺癌的高危因素，建议 3 个月复查一次 CT，并进行肿瘤指标检测等动态监测；若未见明显异常，可适当延长随访时间。

可能有些患者会担心，随访也要做 CT 检查吗？CT 不是有射线吗？随访做 CT 检查会对身体有不良影响吗？关于这个问题，我们给出肯定的回答：慢性胰腺炎随访需要做 CT 检查，做 CT 检查对人体的不良影响非常小，并且在国家限定的范围内。人体辐射强度的安全范围是 50～100 mGy。针对胰腺的 CT 检查，一次扫描射线剂量为 10～20 mGy。由此可见，胰腺 CT 检查较为安全，不会因为 X 线过量而导致人体损伤。

为了方便医生对此次检查与既往情况进行观察比对，患者就诊时需要携带之前所有的诊断和治疗资料。由于每位患者的病情不同，具体的 CT 复查时间间隔须以医嘱为准。

105. 慢性胰腺炎患者为什么要检查 CEA 和 CA19-9

慢性胰腺炎是胰腺癌发生的重要危险因素，有数据显示，在胰腺癌中，有将近 3% 的患者来源于慢性胰腺炎。胰腺癌早期症状隐匿，慢性胰腺炎患者发展为胰腺癌时往往没有早期症状，导致患者常常未能及时就医，引起严重的后果。因此，在慢性胰腺炎的随访和监测过程中，应该密切复查 CEA 和 CA19-9 的动态变化。下面我们就一起来了解一下 CEA 和 CA19-9 在慢性胰腺炎癌变的临床检测中的作用。

CEA：全称为癌胚抗原，它是一种糖蛋白，存在于肝、胆、胰、胃等的正常细胞中，通常含量非常少，它并不是某一种癌症的特异性指标。但对于一部分慢性胰腺炎患者来说，CEA 升高是一种非常敏感的指标，可作为慢性胰腺炎癌变的诊断、分析危险度及预后状态的依据。因此，CEA 对于慢性胰腺炎癌变的诊断有着重要的作用。

CEA > 5 ng/mL 往往提示有异常，而 CEA 在慢性胰腺炎癌变的监测过程

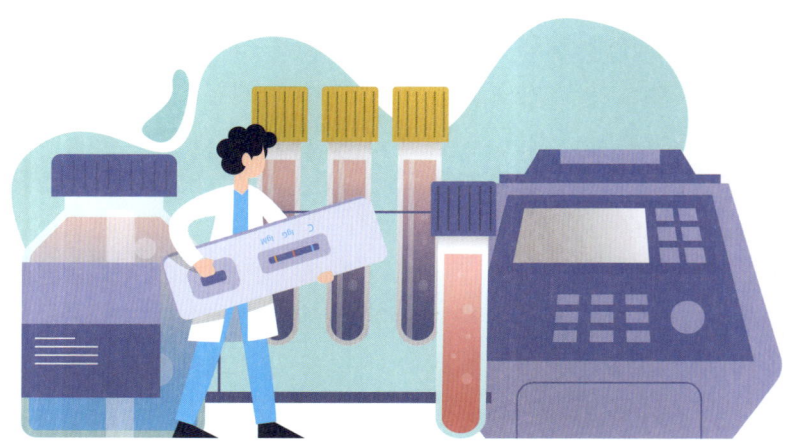

中也有一定的作用。在患有慢性胰腺炎的患者中，CEA 的升高可能表明癌变的可能性增加。虽然 CEA 升高并不意味着患者一定得了癌症，但 CEA 是一种早期肿瘤标志物，其升高提示需要进一步的检查以排除或确认癌症的存在。对于已经被诊断为胰腺癌的患者，CEA 水平的动态监测可以帮助医生评估治疗的效果和疾病的进展情况。如果治疗有效，CEA 水平可能会下降；如果疾病恶化，CEA 水平可能会持续上升。一些研究表明，慢性胰腺炎治疗后，CEA 的浓度会下降，这表明治疗效果良好，复发风险较小，但并不是所有的慢性胰腺炎患者 CEA 都会出现变化，因此 CEA 只是慢性胰腺炎治疗过程中的一个重要的参考指标之一。

CA19-9：是一种糖蛋白，全称为糖类抗原 19-9，先前被视为胰腺癌的特异性肿瘤标志物，对胰腺癌、胆管癌等恶性肿瘤具有较高的敏感性。现在已经有证据表明，CA19-9 在慢性胰腺炎癌变的检测中具有很高的参考价值。

CA19-9 是一非常常用的诊断胰腺癌的肿瘤标志物，而且对于手术后的疾病复发监测有重要价值。CA19-9 浓度在正常情况下是相对稳定的，但是对一些慢性胰腺炎患者而言，CA19-9 却常常升高，CA19-9 > 37 U/mL 往往提示有异常。因此，检测 CA19-9 对一些慢性胰腺炎患者的病情评估有着很重要的意义。

总之，CEA 和 CA19-9 在慢性胰腺炎的检测中有重要作用，但需要注意的是，这两个指标都不属于慢性胰腺炎的特异性指标，因此需要进行综合判断。在慢性胰腺炎的诊断和治疗过程中，还需要综合运用 CT、MRI、EUS、内镜和胃肠透视等各种诊断手段，同时结合病史、临床症状和其他检测结果，才能做出准确诊断，制订更好的治疗计划。

106. 什么情况下需要检查肝功能

慢性胰腺炎是一种慢性疾病，其特点是胰腺存在慢性炎症和纤维化，导致胰腺功能障碍和消化系统功能紊乱，同时也可影响肝功能，因此，慢性胰腺炎患者需要关注肝功能的状态。下面我们就一起来了解一下慢性胰腺炎患者什么情况下需要检查肝功能。

肝是人体最大的实质器官之一，是体内代谢与解毒的重要器官，参与人体代谢的各种活动。同时，肝脏与胰腺之间也有着密切的关系。因此，慢性胰腺炎对肝功能的影响是不可忽视的。

慢性胰腺炎患者肝功能受损的原因较多，主要包括以下几个方面：当慢性胰腺炎比较严重或者反复发作，炎症介质释放得比较多，可以引起患者出现肝功能异常，表现为谷丙转氨酶、谷草转氨酶升高及胆红素升高等。有研究表明，从急性胰腺炎首次发作进展到复发性急性胰腺炎再到慢性胰腺炎的患者中，肝病的发生频率逐步增加。慢性胰腺炎可导致胰腺分泌的酶进入血液，分解血液中的蛋白质和红细胞，导致黄疸和肝功能异常。此外，慢性胰腺炎由于胆管结石、胆管狭窄、胆道感染等胆道问题导致胆汁逆流或阻塞，进而引起胰腺炎症和损伤，称为胆源性胰腺炎，常会伴有胆汁淤积，胆汁淤积可导致黄疸和肝功能减低，还可引起肝细胞坏死，导致严重的肝炎。

因此，慢性胰腺炎患者需要密切关注肝功能的变化。

那么，什么情况下需要检查肝功能呢？

在慢性胰腺炎的治疗过程中，需要监测患者的肝功能。治疗期间，例如口服胰酶和抗感染药物等，可能会对肝功能产生影响，需要密切关注肝功能指标的变化，调整治疗方案，以最大程度地保护和维持肝功能。

一些慢性胰腺炎患者由于合并黄疸，需要进行相关的肝功能检测。这是因为黄疸可能为肝功能异常、肝胆系统疾病等病理变化导致，因此对患者肝功能进行检查可以确定病因。

在慢性胰腺炎引起肝硬化的情况下，需要对患者的肝功能进行检测。在肝硬化的病理情况下，肝脏受到了不同程度的损伤，肝功能也会受到影响，此时需要通过检测肝功能指标来了解肝脏功能，及时开展相应治疗，保护和恢复肝功能。

慢性胰腺炎患者因胰腺纤维化、胰腺钙化、胰腺假性囊肿压迫脾静脉致其完全性或不完全性阻塞，以及慢性胰腺炎反复急性发作时胰腺实质的炎性组织可侵及脾静脉，引起血管痉挛、血管内膜损伤、管壁增粗、管腔变窄、血流瘀滞，都可造成胰源性门静脉高压。继而可能导致肝脏受损，包括肝细胞功能减退和肝功能衰竭。通过检查肝功能指标，如血清转氨酶（AST 和 ALT）、总胆红素、白蛋白和凝血功能等，可以了解肝脏在代谢和排毒方面的功能状态。

总之，慢性胰腺炎会对肝功能产生影响，因此需要在治疗过程中及慢性黄疸和慢性肝硬化等病理情况下监测肝功能指标，确定患者肝功能状况。肝功能指标包括 ALT、AST、总蛋白、白蛋白、总胆红素等。此外，需要特别注意的是，不同的病情下检测的指标不同，应根据患者的具体情况选择合适的检测指标。最终，我们需要通过多种检查手段，综合分析患者的临床表现和检测结果，个性化制订更科学的治疗方案。

107. 没有腹痛等症状也需要复查吗

慢性胰腺炎最常见的症状为腹痛，部分患者由于接受内镜介入治疗或者由于疾病进展导致胰腺功能完全耗竭，可能会出现原有的腹痛症状减轻或消失。那么，没有腹痛症状是否就意味着不需要再进行复查了呢？答案是否定的。

尽管患者无腹痛症状，并不能代表患者病情稳定或病情得到了控制，反而可能提示疾病有进展，此时就体现出定期监测的重要性，医生会根据监测的结果对患者的病情进行评估。

定期监测对慢性胰腺炎患者而言有哪些好处呢？首先，定期监测可以评估疾病的进展，通过观察患者的症状、体征、实验室检查及影像学检查等结果，评估慢性胰腺炎的进展和严重程度，及时调整治疗方案。其次，慢性胰腺炎容易引起一系列并发症，如胰腺功能不全、营养不良、骨质疏松等，定期监测可以早期发现这些并发症并及时治疗。另外，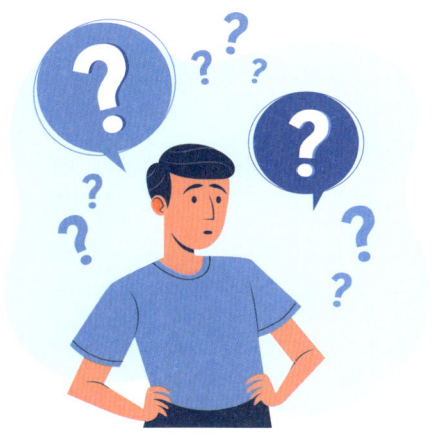部分慢性胰腺炎患者随着疾病进展存在恶变倾向，定期监测可以早期发现恶性病变，及早干预，改善患者长期预后。

108. 慢性胰腺炎患者怎么监测血糖

慢性胰腺炎相关糖尿病患者存在血糖波动大、低血糖发生率高等特点，因此需要密切监测血糖。血糖监测作为"五架马车"的重要一环，是糖尿病综合管理的关键措施，规律地监测血糖有助于慢性胰腺炎患者及时发现血糖问题，为医护人员提供信息用于制订降糖方案。

目前，还没有统一的标准来指导慢性胰腺炎患者或慢性胰腺炎相关糖尿病患者监测血糖。根据国内外糖尿病诊断指南建议，慢性胰腺炎相关糖尿病患者血糖监测方法见下表。

（1）慢性胰腺炎患者需要每年至医院内分泌科，在医生指导下口服糖水并抽血检验空腹及喝糖水后 30 分钟、60 分钟、120 分钟和 180 分钟的血糖，即医生所说的口服糖耐量试验，以此方法来诊断糖尿病。

（2）为了解血糖控制良好与否，我们要求患者至少每年要至医院抽血复查一次糖化血红蛋白的水平。

（3）有条件的患者可以自行在药房或者网络购物平台购买指尖血糖仪或动态血糖仪，用于监测空腹及餐后血糖。

（4）从诊断为慢性胰腺炎相关糖尿病后的第五年开始，患者每年都需要至医院行全身体检，在医生的评估下明确糖尿病并发症的情况。若患者在日常监测血糖过程中发现血糖突然升高或降低超过平日检测的范围，应及时至内分泌科门诊就医，在医生的指导下调理血糖。

常见的血糖监测方法及其优缺点

项目	正常范围	方法	优点	缺点
自我血糖监测	空腹血糖 3.9～6.1 mmol/L；餐后 1 小时血糖 6.7～9.4 mmol/L；餐后 2 小时血糖 ≤ 7.8 mmol/L	利用指尖血糖仪监测末梢血糖	实时性、便捷、快速	无法反映患者全天血糖波动
糖化血红蛋白	4%～6%	静脉血检验糖化血红蛋白	反映最近 2～3 个月平均血糖水平	具有延迟效应，无法反映每天的血糖波动
动态血糖监测	空腹血糖 3.9～6.1 mmol/L；餐后 1 小时血糖 6.7～9.4 mmol/L；餐后 2 小时血糖 ≤ 7.8 mmol/L	通过葡萄糖感应仪器监测皮下组织间液的葡萄糖浓度，推荐佩戴 14 日	可监测全天的血糖数据，可观察到血糖波动趋势	组织间液葡萄糖浓度与末梢血糖有一定差异；监测仪器价格较贵，操作复杂，不易普及
口服糖耐量（OGTT）试验	空腹血糖 3.9～6.1 mmol/L；60 分钟血糖 6.7～9.5 mmol/L；120 分钟血糖 ≤ 7.8 mmol/L	禁食 8～10 小时后口服 75 g 糖水或 100 g 馒头，5～10 min 内服完（从第一口开始计时），分别于空腹、30 分钟、60 分钟、120 分钟、180 分钟于前臂采血测血糖	糖尿病诊断"金标准"，可以发现糖耐量受损（IGT）、空腹血糖受损（IFG）等糖尿病前期*情况	血糖结果受多种因素影响，不能反映高血糖及低血糖波动情况，多用于糖尿病诊断及降糖方案调整

* 糖尿病前期：
（1）糖耐量受损（IGT）诊断标准：静脉空腹血糖 < 6.1 mmol/L，并且 OGTT 2 小时血糖 ≥ 7.8 mmol/L 但 < 11.1 mmol/L。
（2）空腹血糖受损（IFG）诊断标准：静脉空腹血糖 ≥ 6.1 mmol/L 但 < 7.0 mmol/L，且 OGTT 2 小时血糖 ≤ 7.8 mmol/L。
（3）糖化血红蛋白介于 5.7%～6.4%。

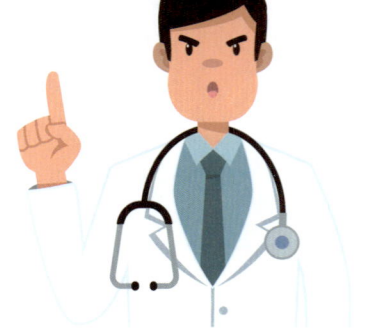

109. 慢性胰腺炎患者怎么监测体重

长期慢性腹痛，以及胰腺外分泌功能下降引起的脂肪泻、糖尿病等会影响慢性胰腺炎患者饮食的摄入及对各种营养元素（如蛋白质、维生素D等）的消化与吸收，从而导致慢性胰腺炎患者体重下降，甚至出现营养不良。据不完全统计，有23%～94%的慢性胰腺炎患者存在体重减轻和营养不良，这一类患者就像是"伶仃的小帆船"经受不起病痛的打击，他们会更加频繁地就诊或住院，生活质量也随之下降。因此，慢性胰腺炎患者应注意监测自己的体重，避免营养不良造成免疫力降低、骨质疏松等问题。

具体方法为定期测量体重、身高来计算体重指数（BMI），评估体重是否在标准范围内。BMI通过体重（kg）除以身高（m）的平方得出，用于评估身体的营养状况、胖瘦程度及发育状况。我国成年人BMI通常在 $18.5 \sim 23.9\ kg/m^2$ 范围内，$24 \sim 27.9\ kg/m^2$ 为超重，$\geq 28\ kg/m^2$ 为肥胖，而 $BMI < 18.5\ kg/m^2$ 为消瘦。体重过高或过低均不利于身体的健康，BMI过低提示有营养不良的风险，而BMI过高则提示身体脂肪储存过多，高脂血症、胰腺脂肪浸润甚至急性胰腺炎的发生风险也会增加。另外，有一类人群常表现为四肢纤细而腹

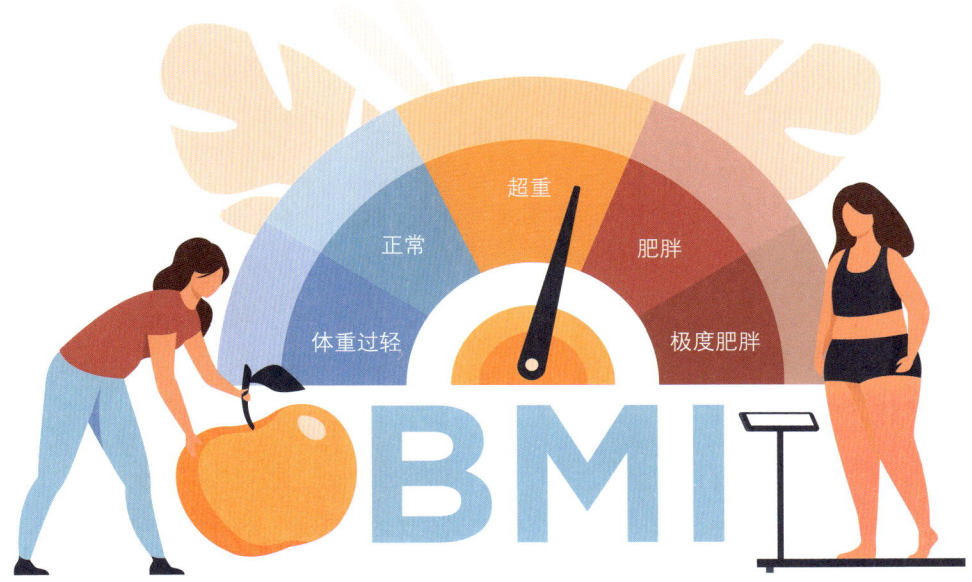

部肥胖，也就是我们常说的"穿衣显瘦，脱衣有肉"，这一类人的 BMI 通常是达标的，那么我们还能用什么方法来评估体重呢？仅仅需要一把软尺，通过测量腰围和臀围，再计算腰围和臀围的比值，就可以判定自己是否属于腹型肥胖了。临床医生将男性腹围 ≥ 90 cm，女性腹围 ≥ 85 cm，或腰臀比 > 1.0 称为腹型肥胖，肥胖的患者容易出现胰腺损伤，并且腹型肥胖患者容易发生糖尿病，因此我们也要关注自己的臀围和腹围。有条件的患者可以至医院进行骨密度检测，以及体内脂肪含量、血浆营养物质如维生素 D、血钙、血脂等检测，医生可以凭借相关检查结果评估患者的营养状态。

当短时间内发现自己体重明显下降时，应在心中敲响警铃，这可能意味着慢性胰腺炎的病情进展了。随着慢性胰腺炎的进展会发生慢性胰腺炎相关糖尿病，患者除了体重明显下降外，还可能会有口渴、多饮、多尿等糖尿病症状，可以至内分泌科门诊明确糖尿病诊断并进行个体化治疗。若在体重显著下降的同时，出现皮肤发黄、尿色加深、大便发白、腹痛较前加重并持续不缓解等，患者应及时至消化科或胆胰外科就诊，排除罹患胰腺癌的可能。

体重的升降间接反映了慢性胰腺炎的病情进展，因此慢性胰腺炎患者进行体重监测尤为重要。患者可以通过计算自己的 BMI 了解自己当前的营养状况，并在医生的指导下调整饮食营养结构以维持体重。此外，慢性胰腺炎患者应注意不要吃油腻的食物，限制脂肪的摄入，同时补充胰酶，可有效避免消化不良、脂肪泻等引起的体重下降的问题。

定期监测体重、饮食营养均衡、及时就医复查、配合医生诊疗是维持慢性胰腺炎病情平稳的四大柱石。

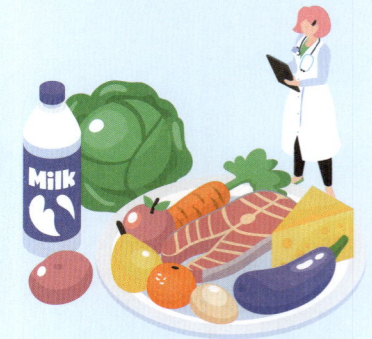

七 慢性胰腺炎如何预防

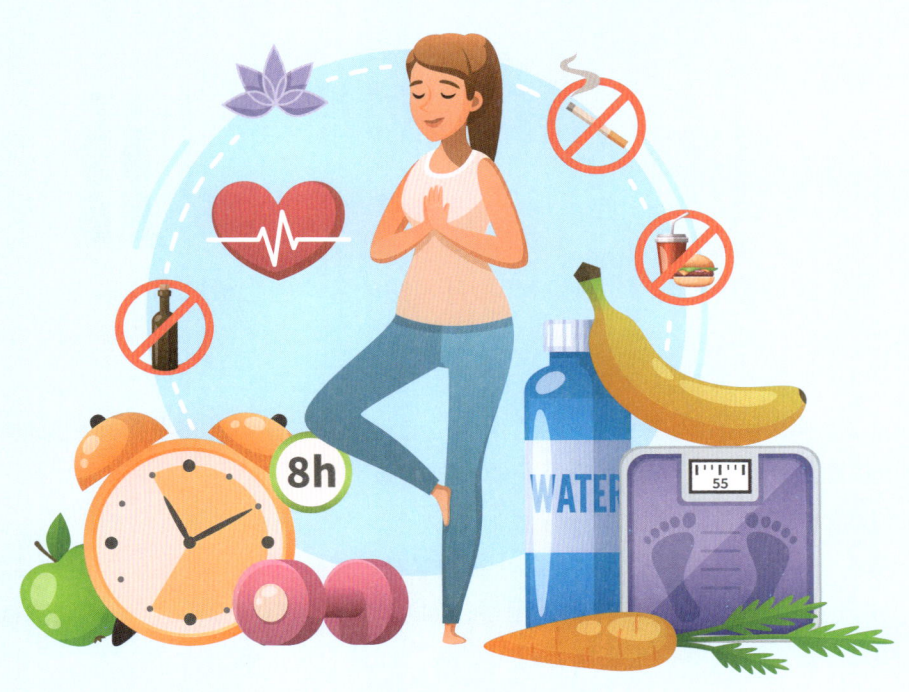

110. 慢性胰腺炎需要预防吗

慢性胰腺炎的患病率小于 0.1%，虽然患病率看起来不高，但基于我国庞大的人口基数，患病者不在少数。许多患者根本没有想过自己会患上慢性胰腺炎，总觉得这种疾病离自己很远，甚至有些人根本没有听说过慢性胰腺炎，因此也就没有进行针对性的预防。

一些有明确致病因素的慢性胰腺炎是可以预防且需要预防的，积极的预防对于阻断此类慢性胰腺炎的发生和发展有着重要的意义。

慢性胰腺炎的致病因素多样。酗酒是慢性胰腺炎主要的致病因素之一，吸烟是本病的独立危险因素。目前认为遗传因素在发病过程中也起着重要作用。此外，慢性胰腺炎的致病因素还包括高脂血症、高钙血症、胰腺先天性解剖异常、胰腺外伤或手术、自身免疫性疾病等。复发性急性胰腺炎是形成慢性胰腺炎的高危因素，约 1/3 的复发性急性胰腺炎患者最终演变为慢性胰腺炎。

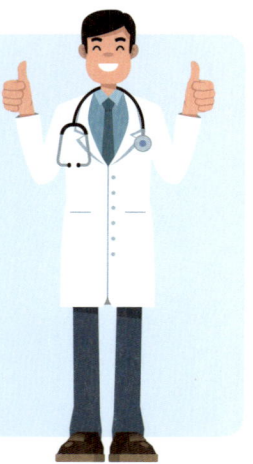

因此，我们可以且需要针对其中可预防的危险因素采取相应措施，具体如下。

（1）戒酒，戒烟。

（2）积极防治胆道疾病，胆道疾病是老年人的常见病、多发病，积极防治胆道疾病是预防老年人慢性胰腺炎的重要措施。

（3）积极防治高脂血症、高钙血症等。

（4）饮食有度，避免饱食，防止暴饮暴食，饮食宜清淡、低脂、高蛋白质。

（5）尽量避免不良精神刺激因素，如生气、忧郁会使免疫系统功能降低，慢性炎症更难以消除，也需防止过度紧张，保持心情舒畅。

（6）预防急性发作，慢性胰腺炎的发病可能与急性胰腺炎未彻底治愈有关，故患有急性胰腺炎的患者必须积极治疗。

此外，对于慢性胰腺炎的诸多临床表现（如糖尿病、脂肪泻等）及其并发症（如癌变等）也可以进行针对性预防，以缓解临床症状、改善疾病预后。

即使做到上述这些，可能仍无法有效避免慢性胰腺炎的发生与发展，故高危人群还应及时就诊，通过相应检查实现疾病的早发现、早诊断、早治疗，以改善预后、提高生活质量。

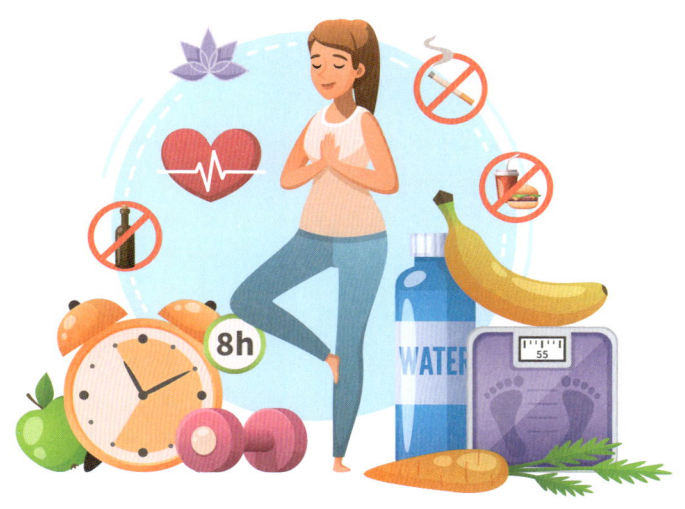

111. 哪些人群需要特别警惕慢性胰腺炎

慢性胰腺炎是一种慢性炎症性疾病，存在以下因素的人群需要警惕。

（1）嗜酒和长期吸烟：饮酒、吸烟不仅会对人的肝脏和肺造成损害，研究表明，成人慢性胰腺炎患者中最普遍的危险因素也是饮酒和吸烟，并且大部分慢性胰腺炎患者均存在嗜酒和长期吸烟的病史。烟酒中存在的大量致癌物质会损伤胰腺，不仅有慢性胰腺炎风险，长此以往癌症风险也大大增加。

（2）遗传性胰腺炎：遗传性胰腺炎是一种特殊的胰腺炎类型，一般指家族内两代或以上亲属中，存在至少2个一级亲属或至少3个二级亲属罹患慢性胰腺炎或复发性急性胰腺炎，即该病具有遗传的特性。遗传性胰腺炎发病年龄早、具有家族聚集性，且发生胰腺癌的风险高，是慢性胰腺炎的高危人群。

（3）基因突变：基因突变可能是遗传性的，即父母把突变基因遗传给了子女，但也可能是后天获得的，即由外部因素引起的基因突变，如辐射和化学暴露等。与慢性胰腺炎相关的基因突变可导致胰腺分泌的胰液和胰酶分解等因素发生变化，可引起胰酶过度激活等病理变化。目前与慢性胰腺炎最相关的基因包括阳离子胰蛋白酶原基因（*PRSS1*）、胰腺分泌性胰蛋白酶抑制剂基因（*SPINK1*）、囊性纤维化跨膜传导调节基因（*CFTR*）、凝乳胰蛋白酶原基因（*CTRC*）。因此，存在基因突变的人群应该警惕慢性胰腺炎，注意保持健康的生活方式，并规律体检。

（4）胰腺手术或外伤：接受过胰腺手术的患者可能会出现胰腺功能下降或者由于手术等原因引起胰腺解剖因素发生改变，如胰管引流胰液不通畅导致胰管压力增加，进而会增加反复发作胰腺炎的风险。此外，因外伤（如车祸）导致的胰腺损伤也可引起慢性胰腺炎。

（5）胰腺分裂和环状胰腺等胰管汇流异常：胰腺分裂或环状胰腺属于先天性胰腺解剖结构异常，通常这些先天性解剖结构异常本身不会引起慢性胰腺炎，但在吸烟、酗酒或遗传易感性等因素的作用下，会出现胰管汇流异常，从而导致患慢性胰腺炎的风险增加。

（6）自身免疫性疾病：是指机体对自身抗原发生免疫反应而导致自身组织损害的疾病。而自身免疫性胰腺炎为自身免疫引起的胰腺慢性炎症性病变，是慢性胰腺炎的一种特殊类型。5%～6%的慢性胰腺炎患者是由自身免疫性疾病引起的。自身免疫性胰腺炎可单独发生，也可与其他自身免疫性疾病（如原发性硬化性胆管炎、原发性胆管炎、腹膜后纤维化、类风湿关节炎和结节病等）联合发生，因此患有其他系统自身免疫性疾病的患者应注意这种自身免疫

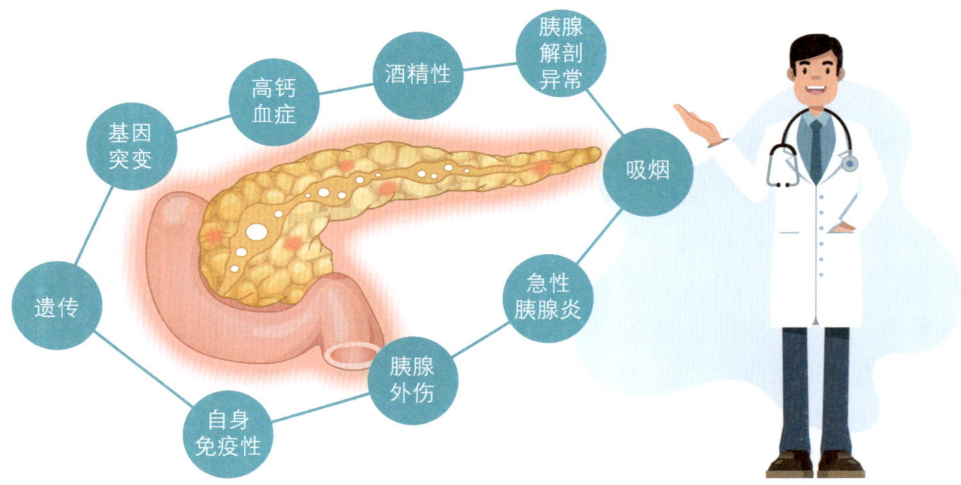

损害是否侵犯了胰腺组织导致慢性胰腺炎的发生。

（7）反复发作的急性胰腺炎：反复发作的急性胰腺炎又称复发性急性胰腺炎，至少有30%的复发性急性胰腺炎患者最终进展为慢性胰腺炎。反复的炎症刺激会导致胰腺发生不可逆转的纤维化，这种变化会导致胰腺原本的功能遭到损害，从而导致慢性胰腺炎。因此，反复发作的胰腺炎患者应警惕患慢性胰腺炎。

（8）其他：① 胆石症：胆石症是指患者的胆囊或胆管中有结石的形成，结石是一种异物，它会刺激胰腺导致胰腺发生炎症。胆石症患者需要特别警惕慢性胰腺炎的风险；② 高脂饮食：长期摄入高脂肪食物和油炸食品可能增加患慢性胰腺炎的风险。高脂饮食会引起胰腺分泌增加，增加了胰腺负担，可能导致炎症的发生；③ 其他疾病：如高血压、糖尿病等，与慢性胰腺炎的发生有一定关联。患有这些疾病的人也需要警惕慢性胰腺炎的风险。

> 如果您存在上述因素，或者出现与胰腺相关的症状（如腹痛、消化不良、恶心、呕吐等），建议及时就医进行相关检查和评估，以便及早发现和治疗。

112. 慢性胰腺炎患者需严格戒酒

酒文化是中国传统文化的重要组成部分，饮酒在中国人中有特别深厚的群众基础。日常生活中，大多数人的生活节奏较快、生活压力较大，一些饮食习惯开始向不健康的方向发展，如借酒消愁。不管是自身原因还是应酬原因，平时生活中难免会遇上需要饮酒的情形。但酒精对身体有一定的危害性，长期大量饮酒难免会出现各种问题。

在中国慢性胰腺炎患者中，有2年以上饮酒史的人占到了33.8%。对于慢性胰腺炎患者来说，饮酒的频率和饮酒量的多少对疾病的发生和发展有着重要影响。慢性胰腺炎会引起胰

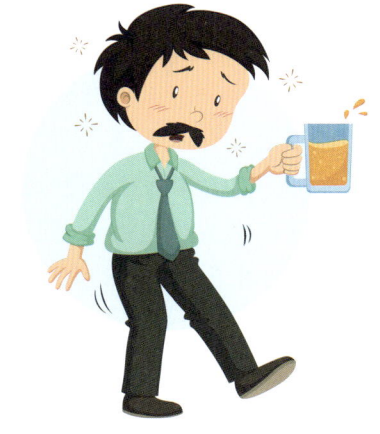

腺组织的慢性炎症，进而导致胰腺功能受损。这种功能受损可能会影响到胰腺分泌消化酶和胰岛素的能力。长期、过量的酒精摄入可以导致胰腺炎症的发生和胰腺纤维化程度的加重，进而加剧胰腺功能的损害。

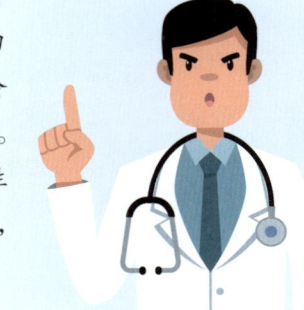

此外，酒精摄入还会对胰岛素的分泌和利用产生负面影响。胰岛素是人体中唯一可以降血糖的物质，而胰腺炎症可能导致胰岛素分泌不足或机体降低血糖的能力下降。因此，患有慢性胰腺炎的人饮酒可能会加剧血糖控制的困难，增加发生高血糖的风险。酒精摄入对胰腺有多种损害，不仅会导致慢性胰腺炎，还会加重慢性胰腺炎患者的疾病程度，所以慢性胰腺炎患者需要严格控制饮酒。

113. 慢性胰腺炎患者应严格戒烟

在中国，烟草绝不仅仅是一种消费品，它早已融进了各地的社会风俗和人情世故。据调查数据显示，中国是烟草生产和消费大国，中国烟民约有3.2亿人，占全球总数的1/4。随着社会竞争的加剧，每个人都背负着生活的压力，这时，点根烟缓解心中的压力似乎是很理所当然的事情。吸烟会增加各种疾病的风险，世界卫生组织报告显示，全球每年约有190万人因吸烟或二手烟失去生命。

此外，吸烟对胰腺疾病有很大危害。吸烟被认为是慢性胰腺炎的主要危险因素之一，在中国慢性胰腺炎患者中，约有27.8%患有重度吸烟成瘾（每天一包以上）。对于患有慢性胰腺炎的人来说，吸烟是不推荐的。

吸烟被认为是导致慢性胰腺炎发生和发展的主要危险因素之一。吸烟会导致胰腺的炎症和损害，进而引发慢性胰腺炎的急性发作和胰腺纤维化程度加重，进一步恶化患者的病情，降低患者的生活质量。此外，吸烟还会影响胰腺的功能和康复。吸烟会干扰胰腺分泌的正常过程，影响胰腺消化酶的产生和释放，进而影响食物的消化和营养吸收。

除了直接影响胰腺，吸烟还能促进慢性胰腺炎相关并发症的发生和发

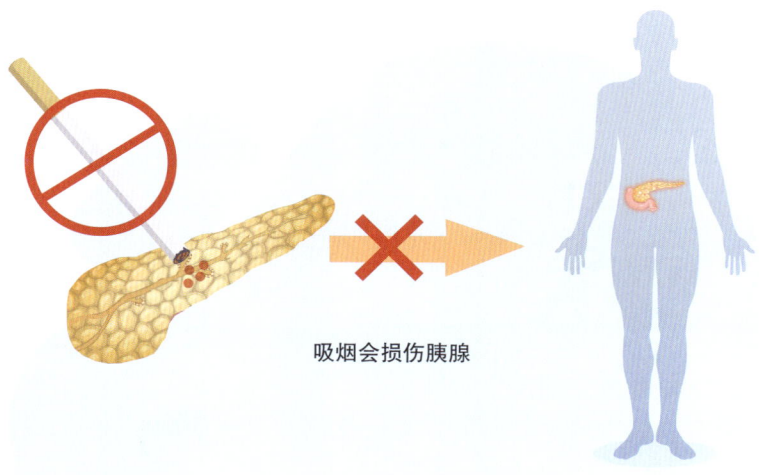

吸烟会损伤胰腺

展，如糖尿病、胰腺癌。吸烟与胰腺癌的风险密切相关，被认为是导致胰腺癌发生的主要危险因素之一。而慢性胰腺炎是胰腺癌的一个重要前体病变，吸烟可能进一步增加患者发展为胰腺癌的风险。此外，患有慢性胰腺炎且吸烟的患者在糖尿病患病率和阿片类药物使用量等方面都出现了比较负面的表现。

对于患有慢性胰腺炎的人来说，吸烟会增加炎症的风险，进一步恶化病情，并与胰腺癌的风险增加密切相关。患者应该严格戒烟，以减轻症状、改善胰腺功能和预防相关的并发症。综上所述，慢性胰腺炎患者是不可以吸烟的。

114. 如何预防慢性胰腺炎急性发作

慢性胰腺炎急性发作主要是由于诱因没有被完全去除。临床上常见的胆源性胰腺炎、患者暴饮暴食、饮酒的习惯、胰管结石和胰管狭窄等都是导致慢性胰腺炎急性发作的诱因。

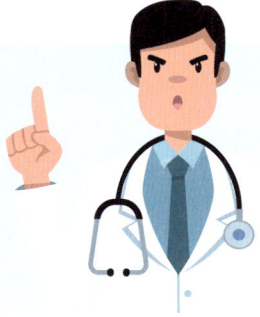

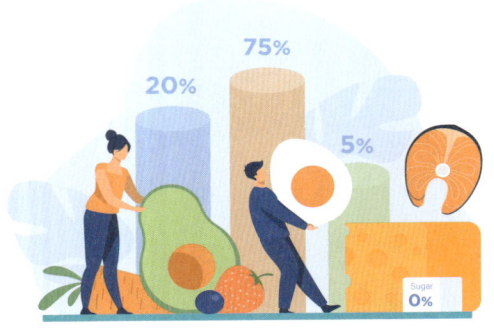

第一，**控制饮食**。健康的饮食习惯对预防慢性胰腺炎急性发作很重要。建议限制高脂肪、高胆固醇和刺激性食物，如油炸食品、辛辣食品和加工食品的摄入。选择低脂肪、高纤维饮食，包括蔬菜、水果、全谷物和瘦肉。过度进食或暴饮暴食可能导致胰腺分泌胰液的压力过大，增加慢性胰腺炎急性发作的风险。保持适当的饮食量和规律的进食习惯，避免胰腺负担过重。

第二，**控制饮酒、戒烟**。慢性胰腺炎患者要时刻记住戒酒和戒烟。很多患者在慢性胰腺炎急性发作病情控制平稳之后，再次嗜酒和吸烟，导致慢性胰腺炎急性发作。避免酗酒和吸烟是预防慢性胰腺炎急性发作的首要措施。戒酒和戒烟可以降低炎症和急性发作的风险。

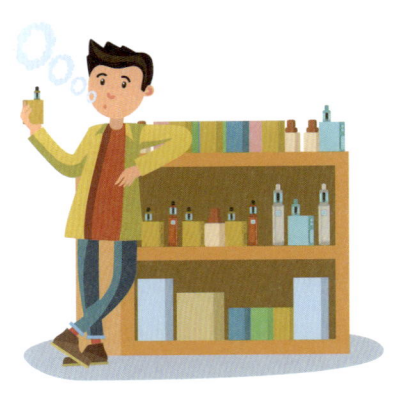

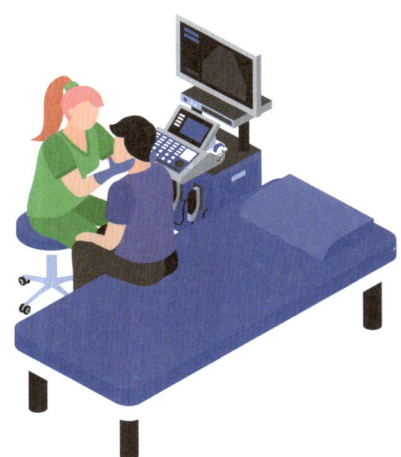

第三，**积极治疗原发病**。要想预防慢性胰腺炎急性发作，积极地治疗原发病是最重要的预防措施。对于反复发作的慢性胰腺炎，必要时可以做胰胆管造影，进一步查看有无胰管结石的可能性。对于患有胰管结石和胰管狭窄者，需要积极内镜治疗，解除梗阻，让胰液引流通畅。此外，如果患者患有高甘油三酯血症，需要严格控制甘油三酯的水平，最好是能够控制 5 mmol/L 以下，这样才能够预防慢性胰腺炎急性发作。

第四，**遵医嘱服药**。慢性胰腺炎患者会并发胰腺内、外分泌功能不全，对于存在外分泌不足的患者，需要积极补充外源性胰酶制剂。因为慢性胰腺炎患者通常伴有胰腺外分泌功能不足导致的消化不良，因此需要口服胰酶制剂来降低胰腺分泌胰酶的压力，避免胰腺负担过重。患者一定要遵医嘱服药，调整剂量或者停药需提前与医生进行沟通。

第五，定期到医院复查。慢性胰腺炎患者需要定期到医院复查，如 CT 和肝、肾功能检查，以便医生及时了解疾病的现状。发现了问题可以及时处理，这样才能有效地预防慢性胰腺炎急性发作。

第六，控制体重，管理其他疾病。控制体重及维持健康的体重范围有助于减轻胰腺的负担，并可降低慢性胰腺炎急性发作的风险。如果患者超重或肥胖，通过适当的饮食和运动计划来减重；若患有其他疾病，如高血压或高血脂，及时治疗和管理这些疾病，可以降低慢性胰腺炎急性发作的风险。

由于每个人的情况不同，最好在医生的指导下制订个性化的预防方案。

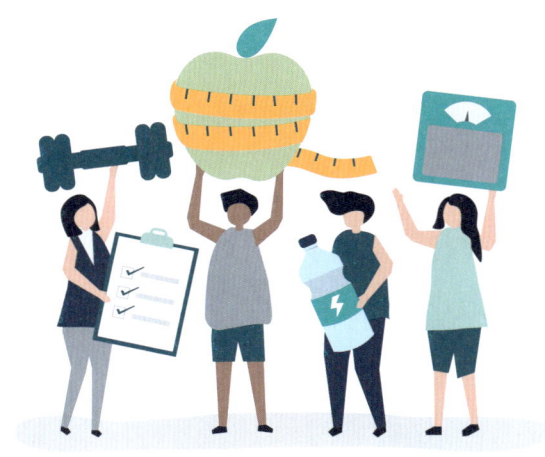

115. 如何预防慢性胰腺炎相关糖尿病

慢性胰腺炎预防糖尿病主要针对两类人群，并遵守三级预防原则。两类人群包括未发生糖尿病人群及糖尿病前期人群。糖尿病三级预防原则包括：

① 一级预防：控制慢性胰腺炎相关糖尿病危险因素，预防糖尿病的发生；② 早发现、早诊断、早治疗，对已诊断为慢性胰腺炎相关糖尿病的患者预防并发症的发生；③ 对已发生慢性胰腺炎相关糖尿病的患者控制及延缓并发症的发生和发展，改善患者生活质量。

慢性胰腺炎相关糖尿病一级预防：需要在慢性胰腺炎人群中开展慢性胰腺炎相关糖尿病相关知识科普教育，提高患者对慢性胰腺炎相关糖尿病的了解度，并尽早进行生活方式管理及药物干预，避免糖尿病的发生。研究发现，慢性胰腺炎相关糖尿病发生和发展的危险因素有肥胖、吸烟、胰腺钙化、急性胰腺炎发作等，因此控制体重、戒烟、积极治疗慢性胰腺炎有利于预防慢性胰腺炎相关糖尿病的发生。

慢性胰腺炎相关糖尿病的二级预防：要求慢性胰腺炎人群定期监测血糖、糖化血红蛋白，尤其是出现多饮、多食、多尿、体重减轻等糖尿病症状时，应及时就诊，尽早明确糖尿病诊断，并在内分泌科医生指导下进行个体化降糖治疗。规律进行降糖治疗，及时调整用药方案，并且定期复查糖尿病并发症相关检查，如血管超声、神经电图、心脏超声，以及尿肌酐和尿微量蛋白检测等，有益于预防和早期发现糖尿病并发症。

慢性胰腺炎相关糖尿病三级预防：主要针对已经确诊糖尿病或糖尿病并发症的人群。通常情况下，这一类人群的病情更加严重，若不规范地控制血糖和加强糖尿病护理，他们将更加频繁地住院，预后较差。对于急性糖尿病并发症如糖尿病酮症酸中毒、高渗高血糖昏迷，应立即至急诊就诊。而对于糖尿病肾病、糖尿病视网膜病变、糖尿病神经病变及糖尿病心血管病变等并发症，可进行降脂、护肾、营养神经等对症治疗。饱受慢性

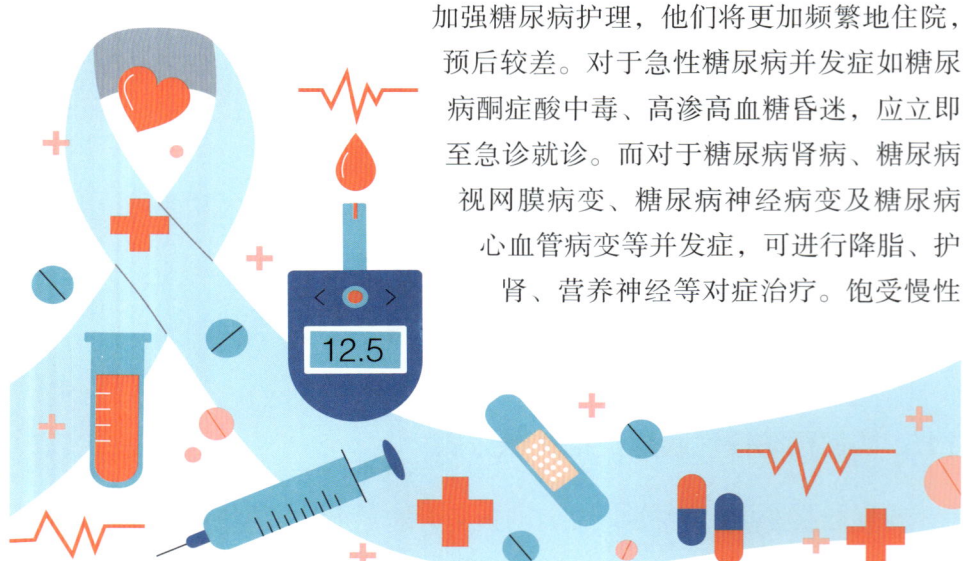

胰腺炎和糖尿病两种病痛的折磨后，患者往往会出现焦虑和抑郁的状态，这时患者也应该主动调整心境、适度转移注意力、及时寻求医生帮助。

春秋时期的医学大家扁鹊先生曾强调"防治未病"的重要性，慢性胰腺炎患者预防糖尿病，不仅会改善患者的预后，同时也会减轻疾病的负担。

116. 慢性胰腺炎患者如何预防脂肪泻

在前文中我们知道了慢性胰腺炎患者会出现脂肪泻，那么该怎样预防脂肪泻呢？由于人体强大的代偿能力，慢性胰腺炎患者只有当胰脂肪酶降低到正常水平的10%时，才会出现脂肪泻，因此减缓慢性胰腺炎的进展对于预防脂肪泻有重要的意义。吸烟、饮酒都是造成慢性胰腺炎发生和发展的罪魁祸首，因此戒烟、戒酒对减缓疾病的发展有很大益处，从而也可减少脂肪泻的发生。

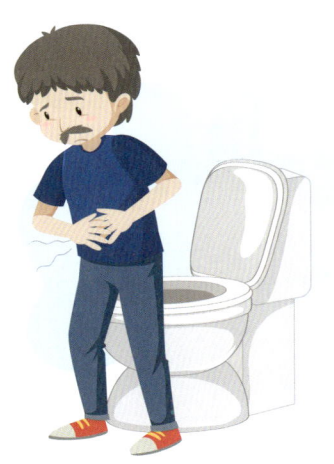

慢性胰腺炎会导致胰腺外分泌功能不全，从而导致胰酶分泌减少。正是因为胰酶中胰脂肪酶的减少才导致了脂肪消化和吸收能力下降，使得无法被吸收的脂肪随粪便一起排出，从而出现了脂肪泻。所以我们可以采取"缺什么，补什么"的方法，通过口服胰酶制剂使人体恢复消化和吸收能力，从而纠正消化不良和吸收不良，并改善胰腺外分泌功能不全所引起的症状，从而有助于实现正常的营养状态，预防脂肪泻的发生。

由于严重的胰腺外分泌功能不全会导致脂肪泻，因此尽早诊断胰腺外分泌功能不全可以帮助患者尽早补充胰酶，这样就可以预防脂肪泻。所以应定期进行粪弹性蛋白酶检测以评估胰腺外分泌功能。

俗话说"三分治，七分养"，饮食对预防脂肪泻也是至关重要的，慢性胰腺炎患者消化和吸收脂肪的能力是下降的，所以要少食一些脂肪含量高的食物，如花生、核桃、高脂肪肉类等，要少食多餐，定时定量，饮食要规律，杜绝暴饮暴食，避免给胰腺带来更大的负担。另外，要保持愉悦的心情，保持良好的情绪状态，适当进行运动锻炼和户外活动，减少熬夜，保证睡眠，定期进行体检。

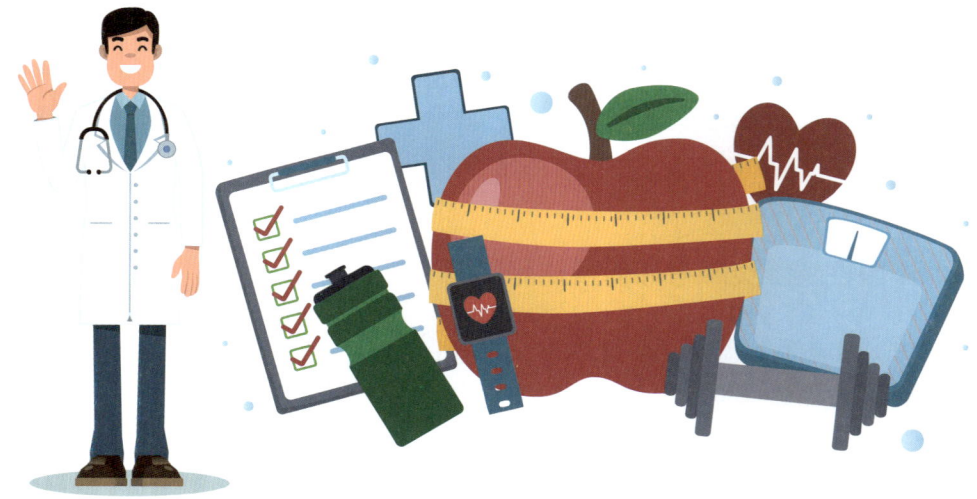

117. 如何预防慢性胰腺炎癌变

慢性胰腺炎是胰腺长时间反复或持续性炎症所引起的病症，如果不及时有效地治疗，患者进一步发展为癌症的可能性就会增加。尽管如此，被确诊为慢性胰腺炎后也无需担忧和害怕，我们应当调整好心态，以乐观的态度去面对，积极配合医生进行诊治。预防慢性胰腺炎发展为癌症的关键在于癌症的早期诊断和及时治疗，同时，日常生活中的饮食、运动等也需要格外注意。下面，我们来逐一解析如何预防慢性胰腺炎癌变。

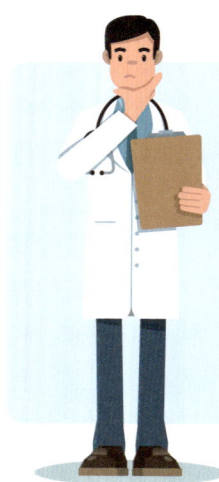

慢性胰腺炎患者发生癌变的早期症状不明显，慢性疼痛、消化不良、恶心、呕吐等很容易被忽略，直到病情发展到中后期时，症状会逐渐加重，且会出现短期暴瘦、血糖异常升高、浓茶色尿液、大便发白、黄疸、全身刺痒、束带样疼痛，夜间加重，此时治疗的难度也会大大增加。尤其是到了胰腺癌阶段会出现很多症状。

因此，对于有慢性胰腺炎高危因素的人，如长期大量饮酒、吸烟、糖尿病、肥胖症、高脂饮食等，需要定期检查，积极接受合理的治疗，并积极戒酒、戒烟，避免二手烟。易感基因 *PRSS1* 与胰腺癌风险显著增加有关，对于遗传性胰腺炎患者，应对该基因进行检测，并且建议检测年龄应在 40 岁或首次胰腺炎发作 20 年后。

注重饮食能够降低胰腺癌发生的风险。尽量避免高糖饮料、饱和脂肪酸饮食，避免暴饮暴食和高脂饮食，减少红肉和加工肉摄入，增加维生素丰富的新鲜水果摄入，提倡食用十字花科蔬菜。特别是有消化不良等症状的患者，应当遵循低脂、低蛋白质、高碳水化合物的饮食原则，减少高脂、高蛋白质等大量摄入的情况。多吃些有利于消化的食物，水果、蔬菜、全谷类食物等可以帮助减缓进食速度，减轻胰腺的负担，预防慢性炎症加重。

适量的运动和规律的生活能够降低癌变的风险。运动可以增强身体免疫力，同时还可以调节血糖、血脂的水平，帮助身体分解毒素和废物，对减轻慢性胰腺炎的炎症反应和舒缓疼痛具有显著的效果，进而可延缓疾病进程，降低胰腺癌的发生风险。不过，在进行运动的时候，一定要避免剧烈运动和过度劳累的情况。

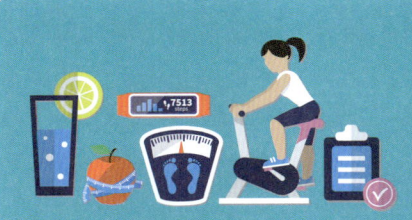

总之，预防慢性胰腺炎发展为癌症，需要从平时的生活方式和饮食习惯入手，同时要定期体检，及时发现病情变化，对于早期发生的慢性胰腺炎要进行相应的治疗。此外，建立一个良好的心理状态，保持愉悦、舒适的精神状态，也有助于预防慢性胰腺炎的发生和发展。

118. 基因检测可以早期发现慢性胰腺炎吗

什么是基因检测呢？基因检测是在分子层面，通过血液、其他体液或组织细胞检测基因（具有遗传效应的 DNA 片段）序列是否异常的技术。在实际运用中，结合生物化学、遗传学、临床医学、信息学等学科，共同解密基因这一生命密码。基因检测现在已经被广泛应用于医疗领域的预防、诊断、治疗等方面，如无创产前检测、癌症早筛、新生儿遗传病筛查、癌症分型、传染病的病原体确定等，通过基因检测还可以指导个体化用药、分子靶向药物开发、基因治疗等。基因检测让精准医学成为可能，让疾病的诊治水平更上一层楼。

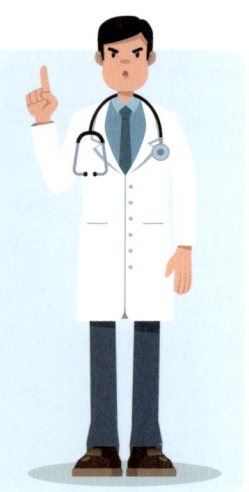

那么，基因检测在慢性胰腺炎中能发挥什么作用呢？

在临床工作中，常有患者提出疑问："我既不抽烟也不喝酒，生活习惯也非常健康，各方面都特别讲究，为什么还会得慢性胰腺炎？"通过本书前面的内容，我们已经基本了解——除了吸烟、饮酒、生活作息等因素以外，遗传/基因突变也会导致慢性胰腺炎。就好比种庄稼，天气的好坏、有无害虫属于环境因素，种子本身的好坏则是遗传因素，但无论是环境因素还是遗传因素，都会影响庄稼的收成。

随着对慢性胰腺炎机制的深入研究，越来越多的数据显示遗传因素与慢性胰腺炎有关，国内外现已发现数十种慢性胰腺炎相关易感基因，其中，主要有4种常见的基因突变（*SPINK1*、*PRSS1*、*CTRC*和*CFTR*）。对中国人群的研究发现，在已诊断为特发性、酒精性、吸烟相关性慢性胰腺炎人群中，常见基因的致病突变检出率分别达57.1%、39.8%和32.1%，总体检出率达50.4%。携带致病基因的胰腺炎患者发病年龄更早、出现糖尿病和胰腺结石的年龄也更早，携带*PRSS1*致病性突变基因的患者发展为胰腺癌的风险概率比其他慢性胰腺炎患者高5%～10%。因此，为了实现早期诊断、初筛危险人群，以及后续指导临床精准诊治，通过基因检测明确是否携带致病基因突变已变得十分必要。

那么，在慢性胰腺炎诊疗过程中，哪些人群建议做基因检测呢？根据指南，基因检测推荐在胰腺炎相关疾病或病因不明的慢性胰腺炎患者中使用，儿童遗传因素的筛查比成人更为重要。需重点关注特发性、复发性、青少年（起病年龄低于20岁）、一级或者二级亲属有胰腺疾病家族史的慢性胰腺炎患者，以其外周静脉血 DNA 为样本，针对我国慢性胰腺炎相关基因，如 *PRSS1*、*SPINK1*、*CTRC*、*CFTR* 等进行基因测序分析。

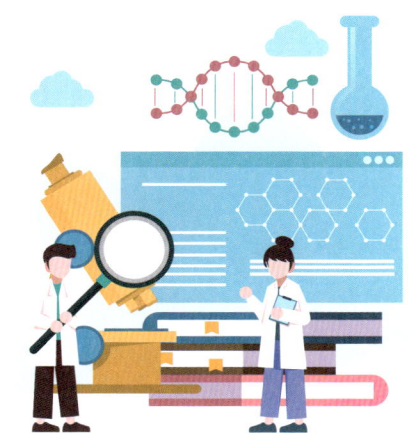

需要指出的是，对于基因检测报告，建议前往医院及专业的遗传咨询机构进行咨询和解读，避免被网络信息混淆是非，得出不准确的结论。此外，在目前医疗背景下，基因检测不能完全取代标准的临床诊断和治疗，需要在医生的指导下，制订个体化的治疗计划，才能让基因检测在精准治疗中发挥该有的作用。

参考文献

[1] 中国医师协会胰腺病专业委员会慢性胰腺炎专委会. 慢性胰腺炎诊治指南（2018年，广州）[J]. 中华消化杂志，2018，38（11）：739-746.

[2] 吴浩，邹文斌，李晓斌，等. 胰腺外分泌功能不全诊治规范（2018，广州）[J]. 中国实用内科杂志，2018，38（12）：1139-1143.

[3] 邹文斌，廖专，李兆申. 慢性胰腺炎遗传致病机制的中西方差异[J]. 中华胰腺病杂志，2019，19（1）：4-8.

[4] 李兆申. 漫漫胰腺路——慢性胰腺炎诊治的热点和难点[J]. 中国医刊，2024，59（03）：233-234.

[5] 中国医师协会胰腺病学专业委员会，中华医学会放射学分会，上海国家消化系统疾病临床医学研究中心，等. 中国慢性胰腺炎影像学诊断报告规范循证学指南[J]. 中华胰腺病杂志，2024，24（3）：161-172.

[6] 衣津慧，王丹，张筠，等. 10 533例慢性胰腺炎临床信息分析——长海医院28年临床治疗总结[J]. 中华胰腺病杂志，2022，22（4）：252-259.

[7] 刘凤斌，胡玲，陈苏宁，等. 消化系统常见病慢性胰腺炎中医诊疗指南（基层医生版）[J]. 中华中医药杂志，2019，34（12）：5785-5789.

[8] 中国中西医结合学会消化系统疾病专业委员会. 慢性胰腺炎中西医结合诊疗共识意见（2020）[J]. 中国中西医结合消化杂志，2020，28（10）：731-739.

[9] Li Z S, Liao Z, Chen J M, et al. Chronic Pancreatitis[M]. Spinger, 2018.

[10] Beyer G, Habtezion A, Werner J, et al. Chronic pancreatitis[J]. Lancet, 2020, 396(10249): 499-512.

[11] Hines O J, Pandol S J. Management of chronic pancreatitis[J]. BMJ, 2024, 384: e70920.

[12] Cohen S M, Kent T S. Etiology, Diagnosis, and Modern management of chronic pancreatitis [J]. JAMA Surgery, 2023, 158(6): 652.

[13] Ru N, Xu X, Cao Y, et al. The impacts of genetic and environmental factors on the progression of chronic pancreatitis [J]. Clinical Gastroenterology and Hepatology, 2022, 20(6): e1378-e1387.

[14] Strand D S, Law R J, Yang D, et al. AGA clinical practice update on the endoscopic approach to recurrent acute and chronic pancreatitis: expert review [J]. Gastroenterology, 2022, 163(4): 1107-1114.

[15] Wang D, Bi Y, Ji J, et al. Extracorporeal shock wave lithotripsy is safe and effective for pediatric patients with chronic pancreatitis [J]. Endoscopy, 2017, 49(5): 447-455.

[16] Issa Y, Kempeneers M A, Bruno M J, et al. Effect of early surgery vs endoscopy-first approach on pain in patients with chronic pancreatitis: the ESCAPE randomized clinical trial [J]. JAMA, 2020, 323(3): 237-247.

[17] Qian Y, Ru N, Chen H, et al. Rectal indometacin to prevent pancreatitis after extracorporeal shock wave lithotripsy (RIPEP): a single-centre, double-blind, randomised, placebo-controlled trial [J]. The Lancet Gastroenterology & Hepatology, 2022, 7(3): 238-244.

[18] Schneider A, Hirth M. Pain Management in chronic pancreatitis: summary of clinical practice, current challenges and potential contribution of the M-ANNHEIM classification [J]. Drugs, 2021, 81(5): 533-546.

[19] de Rijk F E M, van Veldhuisen C L, Kempeneers M A, et al. Quality of life in patients with definite chronic pancreatitis: a nationwide longitudinal cohort study [J]. The American Journal of Gastroenterology, 2023, 118(8): 1428-1438.

[20] Arvanitakis M, Ockenga J, Bezmarevic M, et al. ESPEN practical guideline on clinical nutrition in acute and chronic pancreatitis [J]. Clinical Nutrition, 2024, 43(2): 395-412.